中 医 入 门 随 手 查

中医辨证诊病
轻松学

王桂茂 主编

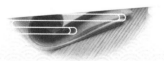

全国百佳图书出版单位

化学工业出版社

·北京·

图书在版编目（CIP）数据

中医辨证诊病轻松学 / 王桂茂主编 . —北京：化学工业出版社，2021.9 （2023.12重印）
（中医入门随手查）
ISBN 978-7-122-39599-3

Ⅰ. ①中… Ⅱ. ①王… Ⅲ. ①辨证论治 - 基本知识 Ⅳ. ① R241

中国版本图书馆 CIP 数据核字（2021）第 149383 号

责任编辑：王新辉　赵玉欣　　　　装帧设计：关　飞
责任校对：宋　夏

出版发行　化学工业出版社
（北京市东城区青年湖南街 13 号　　邮政编码 100011）
印　　装　北京缤索印刷有限公司
880mm×1230mm　1/64　印张 3¾　字数 140 千字
2023 年 12 月北京第 1 版第 2 次印刷

购书咨询：010-64518888
售后服务：010-64518899
网　　址：http：//www.cip.com.cn

定　　价：29.80 元　　　　　　　　版权所有　违者必究

前言

为什么同样是感冒流鼻涕，有时候喝感冒清热颗粒，有时候用银翘片，还有时候用藿香正气水呢？中医辨证论治让你轻松搞明白！

所谓证，就是一组症状的综合和归类，简单说就是身体的内外在表现；所谓辨，就是辨别和分析这种表现，从而从本质上了解疾病的根源，因病施治，对症下药，效果加倍。

辨证施治把人体的内在联系、疾病的发展变化规律联系起来，因而可以说是病因疗法。辨证施治也因此成为中医治病最为独特之处。

本书深入浅出地介绍了八纲辨证、脏腑辨证、卫气营血辨证、三焦辨证等主要的辨证体系，通过 40 余种常见疾病的 140 余种证型的学习，轻松知道同病不同方、同方不同病的奥秘。

中医理论博大精深，普通人学习中医的目的是为了帮助自己发现健康问题，了解一些中医诊病的基本原理和方法，至于具体治疗，还是要请教专业的医生，切勿擅自治用药和使用其他治疗手段。

王桂茂

2021 年 5 月于上海市中医院

中醫辨证

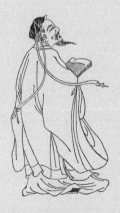

目录

第三章 得了慢病要快治
——"三高"等慢病的辨证调养

第四章 吃好消化好身体才好
——消化系统疾病辨证开方

第五章 呼吸顺畅全身清爽
——呼吸系统疾病辨证开方

第六章　内养是健康之本
——其他内科疾病辨证开方

第七章　外养让你虎虎生威
——其他外科疾病辨证开方

第八章　健康女人最美
——女性常见疾病辨证开方

中醫辨证

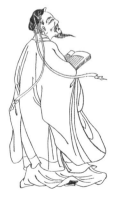

第一章

家庭学辨证，健康自己查

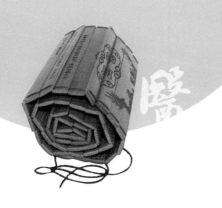

辨证施治才有效

中医治病讲求辨证。辨证就是根据四诊所收集的资料，通过分析、综合，辨清疾病的病因、性质、部位及邪正之间的关系，概括、判断为某种性质的证。

"证"反映的是疾病的本质

证是对疾病过程中一定阶段的病因、病位、病性、病势及机体抗病能力强弱等本质的概括。因此，证比症能更全面、更深刻地揭示疾病的本质。

辨证施治祛病根

中医治病注重"证"的区别，通过辨证而进一步认识疾病。要从根本上治愈疾病，就需要辨证施治，也就是根据辨证结果，确定相应的治疗方法。

例如，感冒可见恶寒、发热、头身疼痛等症状，由于病因和机体反应不同，又表现为风寒感冒、风热感冒、暑湿感冒等不同证型。只有辨清了感冒属于何种证型，才能正确选择治疗原则，给予针对性的治疗。

此外，同一疾病在不同发展阶段可出现不同证型，而不同疾病在发展过程中又可能出现相同的证型。这些都需要仔细辨别。

通过身体"读"出疾病

要想知道疾病的情况，首先就要诊。诊是中医最为重要的手段，通过诊可以得知疾病部位、明确疾病性质、追究发病原因、预知疾病发展，从而及时遏制疾病。

每一种疾病都会或多或少地表现出来，只要细心，总能找到疾病的蛛丝马迹。中医诊法正是利用了这点。

四诊是中医的法宝

四诊是战国时期名医扁鹊根据民间经验和自己多年的医疗实践，总结出来的诊断疾病的四种基本方法，即望诊、闻诊、问诊和切诊。

望诊是用肉眼观察病人的神、色、形、态、舌象、排泄物以及小儿指纹等来推断疾病的方法。

闻诊是通过听和嗅来收集病人说话的声音和呼吸、咳嗽散发出来的气味等，以诊察病情的方法。

问诊是通过询问病人或陪诊者，了解病人的症状、疾病发生及演变过程、治疗经历等情况，以诊察病情的方法。

切诊主要是用手指或手掌的触觉，对病人的脉和全身进行触、摸、按、压，以了解病情、诊察疾病的方法。

八纲辨证
——中医诊病最重要的手段

什么是辨证

　　辨证，顾名思义就是以中医学理论为指导，对四诊所得的资料进行综合分析，辨别为何种证候的思维方法，是中医临床认识与诊断病证的重要方法。

　　我们都知道，看中医的时候，医生要通过望、闻、问、切的形式来诊病，这个诊病的过程，其实就是通过全面的观察来考证你的健康状况，这就是中医上说的辨证。

八纲辨证

　　八纲辨证是运用表、里、寒、热、虚、实、阴、阳这八纲对疾病的病位外内、病势深浅、虚实属性，以及致病因素与人体抗病能力的强弱对比状态等进行分析辨别的辨证方法。

表里

是指病位内外和病势趋向，简单说就是病是由外部因素引起的，还是身体内部因素引起的，以及疾病由内到外或者由外到内的发展趋势。找准了这一点，就可以顺藤摸瓜找到疾病的源头。

寒热

是辨别疾病性质的两个纲领。寒证与热证反映机体阴阳的偏盛与偏衰。寒热要跟虚实放在一起考虑，比如寒证，虚寒则需要补阳，实寒则需要散寒，总之以达到阴阳平衡为最终目的。

阴阳

中医认为万物皆由阴阳化生，阴阳平衡是健康的基础。生病是因为机体阴阳失衡，治病就是把阴阳调到平衡状态。阴阳的调节也要和虚实相结合，阴虚则补阴，阳虚则补阳。反过来，如果阳盛，需要吃一些去火的食物来散掉过盛的阳气。

虚实

虚实是辨别邪正盛衰的两个纲领。虚指正气不足，实指邪气盛实。虚证反映人体正气虚弱而邪气也不太盛；实证反映邪气太盛，而正气尚未虚衰，邪正相争剧烈。实证宜攻，虚证宜补。

表里辨证

表证：恶寒发热，头身疼痛，苔薄白，脉浮；兼见鼻塞流涕，咽喉痒痛，喷嚏，微咳。

证候	辨证要点
风邪袭表	发热恶风，汗出，苔薄白，脉浮缓
寒邪束表	恶寒重发热轻，苔薄白，脉浮紧
暑邪伤表	发生于夏季，身热汗出，但汗出不畅，疲乏，头昏重痛，苔黄腻，脉濡数
湿邪遏表	微恶寒热，头胀而重，肢体困重，苔薄白腻
燥邪犯表	恶寒发热，皮肤、口、鼻、咽干燥
风热犯表	发热较重恶寒轻，咽喉痒痛，舌边尖红，脉浮数
疫疠证候	由感受瘟疫邪毒引起的具有严重传染性的证候

里证：壮热恶热或微热潮热，烦躁神昏，口渴引饮，或畏寒肢冷，倦卧神疲，大便秘结，小便短赤，或大便溏泻，小便清长，苔厚，脉沉。

证候	病程	寒热	脉象
表证	新病	恶寒、发热同时出现	浮脉多见
里证	久病	但寒不热或但热不寒	沉脉多见

半表半里证：寒热往来，胸胁苦满，心烦喜呕，默默不欲饮食，口苦咽干，目眩，脉弦。

6

寒热辨证

寒证：阳气不足或为外寒所伤，故有表寒、里寒之别，又有实寒、虚寒之分。

热证：可由感受热邪而致，也可由机体自身阴虚阳亢而致。

表现	寒证	热证
寒热	恶寒喜热	恶热喜冷
口渴	口不渴	渴喜冷饮
面色	面色白	面色红
四肢	按之冷	按之热
痰涕	清稀	黄稠
二便	大便溏薄，小便清长	大便干结，小便短赤
舌象	舌淡，苔白腻	舌红，苔黄
脉象	脉迟或紧	脉数

阴阳辨证

阴阳是八纲辨证的总纲。在诊断上，可根据临床上证候表现的病理性质，将一切疾病分为阴阳两个主要方面。阴阳，实际上是八纲的总纲，它可概括其他六个方面的内容，即表、热、实属阳；里、寒、虚属阴。故有人称八纲为"二纲六要"。

证候	辨证要点
阳证	面色红赤，恶寒发热，肌肤灼热，神烦，躁动不安，语声粗浊或骂詈无常，呼吸气粗，喘促痰鸣，口干渴饮，大便秘结、奇臭，小便涩痛、短赤，舌质红绛，苔黄黑生芒刺，脉象浮数、洪大、滑实
阴证	面色暗淡，精神萎靡，身重蜷卧，形寒肢冷，倦怠无力，语声低怯，纳差，口淡不渴，大便稀溏，小便清长，舌淡胖嫩，脉沉迟或弱或细涩

虚实辨证

虚证

特点：起病慢，病势缓，病程长，体质差，舌嫩，脉无力。

证候		辨证要点
气虚	气虚证	神疲乏力，少气懒言，活动时诸症加剧，脉虚
	气陷证	内脏下垂兼有气虚证候
	气脱证	气息微弱欲绝，汗出不止，二便失禁，手撒身软
血虚	血虚证	体表肌肤、黏膜组织颜色淡白，且全身虚弱
	血脱证	大出血及面色苍白，心悸，脉微或芤
阴虚证		潮热盗汗，颧红，咽干口燥，舌红少苔，脉细数
阳虚证		畏寒肢冷，乏力甚，舌质淡嫩，脉沉迟无力
津液不足证		口、咽、唇、舌、皮肤皆干燥，尿少便干

实证

特点：起病急，病势急，病程短，体质壮，舌老，脉有力。

证候		辨证要点
气滞类	气滞证	轻则胀闷，重则疼痛，且攻窜发作
	气逆证	多以肺胃之气上逆和肝气升发为主。肺气上逆证，则见咳喘；胃气上逆，则见嗳气、恶心、呕吐；肝气升发太过，则见头痛、眩晕
	气闭证	神昏，牙关紧闭，两手紧握，大小便不通，脉沉弦有力
血瘀证		刺痛、肿块、出血及唇、舌、爪甲青紫，脉涩
水液停聚	痰证	吐痰或呕吐痰涎，或神昏时喉中痰鸣，或肢体麻木，或见痰核，苔腻，脉滑等
	饮证	咳嗽气喘，痰多而稀，胸闷心悸，或脘腹痞胀，水声漉漉，泛吐清水，或头晕目眩，小便不利，肢体浮肿，沉重酸困，苔白滑，脉弦
	水停证	阳水：病急势猛，眼睑头面先现水肿，上身肿甚 阴水：病缓，足先肿，腰以下肿甚，按之凹陷不起
里实热证		身热，口渴喜冷饮，舌质红，苔黄，脉洪数
里实寒证		形寒，口淡不渴，舌淡白，苔白润，脉沉迟有力
虫积证		六腑不通，气机阻滞，营血耗损
食积证		有饮食不节病史，症见脘腹胀痛拒按、厌食，舌苔厚腻

脏腑辨证

心与小肠辨证

　　心与小肠通过经脉的络属构成表里关系。心经属心，下络小肠，小肠经属小肠，上络于心，心属里，小肠属表。两者经脉相连，故气血相通。两者在病理情况下则相互影响，如心火过旺时，除表现口糜、舌疮外，还有小便短赤、灼热疼痛等小肠热证的证候，叫作"心移热于小肠"。若小肠实热，亦可顺经上于心，出现心烦、舌尖糜烂等症状，治疗上既要清泄心火，又要清利小肠之热，相互兼顾，才能取得良好的疗效。

证型	主要症状	治则	代表方剂
小肠实热	心烦，小腹拘痛，小便赤涩，或茎中痛，尿急，尿频，甚至血尿，舌红苔黄，脉滑数	清利实热，导热下行	导赤散化裁
小肠虚寒	小腹坠痛，遇寒则甚，食谷不化，大便稀溏，小便清长，苔白，脉沉迟	温阳散寒，行气止痛	吴茱萸汤化裁

证型	主要症状	治则	代表方剂
心气虚	心悸怔忡，胸闷气短，面色淡白，精神疲乏，舌质淡胖，苔白，脉虚	补心，益气，安神	养心汤
心阳虚	除有心气虚的症状外，还有面色晦滞、畏寒肢冷、心胸憋闷或作痛等阳虚症状	温补心阳，回阳救逆	桂枝甘草汤四逆汤
心血虚	面色白、无华、眩晕，心悸怔忡，失眠多梦，唇舌色淡，脉细弱	补心血，安心神	四物汤加味
心阴虚	心悸怔忡，失眠多梦，五心烦热，面色潮红，盗汗，两颧发红，舌红少津，脉细数	滋补心阴，清心安神	天王补心丹
心火上炎	心烦易怒，夜寐不眠，口渴思饮，舌烂生疮，尿黄而少，小便刺痛，有时面红目赤，苔黄，脉数	清心，泻火，利尿	导赤散
心脉瘀阻	心胸憋闷疼痛，痛处固定，心悸，重症者面青唇暗，舌质紫暗有紫斑、紫点，脉细涩或结代	通阳活络，活血化瘀	血府逐瘀汤

肝与胆辨证

肝位于右胁，胆附于肝。肝与胆有经脉属络，互为表里。肝的主要功能是主疏泄，其性升发，喜条达恶抑郁，舒畅全身气机，调节情志；疏泄胆汁，助脾胃运化。肝主藏血，有贮藏血液、调节血量的功能。胆为"中清之腑"，能贮藏和排泄胆汁，以助脾胃对饮食的消化，并与情志活动有关，故有"胆主决断"之说。

肝病常见精神抑郁、急躁易怒、胸胁少腹胀痛、眩晕、肢体震颤、手足抽搐、目疾、月经不调、睾丸疼痛等症状；胆病多表现为口苦、黄疸、惊悸、胆怯及消化功能异常等。

证型	主要症状	治则	代表方剂
肝气郁结证	胸胁或少腹胀痛或窜痛，情志抑郁，胸闷不舒，善太息，嗳气食少，月经不调，痛经，乳胀或块，舌淡苔薄，脉弦	疏肝解郁，行气散结	柴胡疏肝汤化裁
肝火上炎证	头晕胀痛，胁肋灼痛，急躁易怒，面红目赤，口苦口干，呕吐苦水，耳鸣耳聋，失眠或多梦，吐血衄血，小便黄，便秘，舌边尖赤，苔黄燥，脉弦数有力	清肝泻火	龙胆泻肝汤化裁

证型	主要症状	治则	代表方剂
肝阴虚证	头晕耳鸣，两目干涩，面部烘热，胁肋灼痛，五心烦热，潮热盗汗，口咽干燥，或见手足蠕动，舌红少津，脉弦细数	滋阴潜阳	一贯煎化裁
肝阳上亢证	眩晕耳鸣，头目胀痛，面红目赤，急躁易怒，心悸健忘，失眠多梦，腰膝酸软，头重脚轻，舌红少苔，脉弦有力	平肝潜阳	天麻钩藤饮加减
肝血虚证	眩晕眼花，肢麻筋挛，爪甲不荣，面色无华，口唇淡白，耳鸣，失眠多梦，月经不调或经闭，舌淡，脉细	养血柔肝	补肝汤化裁
肝风内动证	头痛项强，眩晕神昏，抽搐痉挛，肢麻震颤，口眼歪斜，舌强语謇，半身不遂	镇肝息风，通络宣窍	镇肝熄风汤化裁
肝胆湿热证	胁肋满闷，口苦纳呆，呕恶腹胀，大便不调，小便短赤，舌红苔黄腻，脉弦滑数；或身目发黄，或寒热往来，或阴囊湿疹，睾丸肿胀热痛，或带下黄臭	利湿清热，清肝利胆	湿重——茵陈五苓散；热重——龙胆泻肝汤

脾与胃辨证

脾位居中焦，与胃相表里。脾主肌肉、四肢，开窍于口，其华在唇，外应于腹。脾主运化水谷、水湿，输布精微至全身，为气血生化之源，故有"后天之本"之称。脾又主统血，其气主升，喜燥恶湿。胃居中焦，与脾相表里。胃主受纳、腐熟水谷，为"水谷之海"。胃气以降为顺，喜润恶燥。

脾病的常见症状为腹胀或腹痛、纳少、便溏、浮肿、困重、内脏下垂、出血等。胃病常见症状为食少、脘胀或痛、呕恶、呃逆、嗳气等。

证型	主要症状	治则	代表方剂
脾气虚证	面色萎黄或㿠白，食欲缺乏，食后脘腹胀满不适，大便稀溏，四肢倦怠无力，或见轻度浮肿，脱肛、阴挺（子宫脱垂）及内脏下垂，舌淡嫩有齿痕，苔白，脉濡弱	健脾益气	四君子汤 补中益气汤
脾不统血证	便血，尿血，皮下出血，或妇女月经过多、崩漏等；伴面色萎黄或苍白，神疲体倦，少气无力，食少，腹胀，便溏，舌淡苔白，脉细弱或濡细	补脾摄血	归脾汤

证型	主要症状	治则	代表方剂
脾胃湿困证	脘腹饱闷发胀，纳食不香，头身及肢体困重，苔白厚腻	燥湿运脾	香砂胃苓汤
胃寒证	胃脘冷痛，轻则绵绵不已，重则拘急剧痛，遇寒加剧，得温则减，口淡不渴，口泛清水，或恶心呕吐，或伴见胃中水声漉漉，舌苔白滑，脉弦或迟	散寒止痛	良附丸
胃阴虚证	胃脘隐痛，饥不欲食，唇舌干燥，或干呕呃逆，脘痞不畅，便干溲短，舌尖红少津，脉细数	益胃生津	麦门冬汤
胃火炽盛证	胃脘灼痛，吞酸嘈杂，渴喜凉饮，消谷善饥，口臭齿衄或牙龈肿痛，大便秘结，舌红苔黄，脉滑数	清胃泻火	清胃散
食滞胃脘证	胃脘胀闷疼痛，嗳气吞酸，恶心呕吐酸腐食物，吐后胀痛得减，矢气便溏，便下酸腐恶臭，舌苔厚腻，脉滑	消食导滞，和胃降逆	保和丸

肺与大肠辨证

肺主气，司呼吸，主宣发肃降，通调水道，外合皮毛，开窍于鼻。大肠主传导，排泄糟粕。肺的病变，主要为气失宣降，肺气上逆，或腠理不固及水液代谢方面的障碍，临床上往往出现咳嗽、气喘、胸痛、咯血等症状。大肠的病变主要是传导功能失常，主要表现为便秘与泄泻。然而，肺与大肠通过经络互相络属，构成表里关系，在生理病理上互相影响，如肺气肃降正常，则大肠传导如常，大便通畅；若肺失肃降，津液不能下达，则大便秘结；反之，若大肠实热，腑气不通，也可使肺气不利而咳喘。

证型	主要症状	治则	代表方剂
肺气虚证	咳嗽无力，气短，喘促，痰多而清，倦怠，或自汗畏风，面色㿠白，舌质淡，舌苔白，脉虚弱	补益肺气	补肺汤
肺阴虚证	咳嗽无痰，痰少而黏，形体消瘦，午后潮热，五心烦热，面颊潮红，夜间盗汗，舌红少津，脉细数	滋阴润肺	养阴清肺汤
燥邪犯肺证	干咳少痰，或痰少而黏，不易咳出，鼻干咽燥，咳甚胸痛，苔白或黄，脉数	清肺润燥	清燥救肺汤

证型	主要症状	治则	代表方剂
痰浊阻肺证	咳嗽，痰多、质黏、色白、易咳，气喘，喉中痰鸣，胸满不适，甚则气喘痰鸣，苔白腻，脉滑	泻肺化痰	二陈汤化裁三子养亲汤
风寒束肺证	咳嗽，痰稀薄色白，鼻塞流清涕，恶寒发热，头痛无汗，苔白，脉浮紧	宣肺止咳，疏风散寒	止嗽散
大肠湿热证	腹痛，腹泻，肛门灼热或大便脓血，里急后重，小便短赤，舌红苔黄腻，脉滑数	清热燥湿	白头翁汤
大肠液亏证	大便干结，难以排出，常数日一次，口干咽燥，或伴见口臭、头晕等症，舌红少津，脉细涩	润肠通便	麻仁丸
肠虚滑泄证	泄泻无度，或大便失禁，甚则肛门下脱，腹痛隐隐，喜按喜温，脉弱，舌淡苔白滑	温补阳气，固脱止泻	补中益气汤真人养脏汤
肠热腑实证	腹痛拒按，或发热畏寒，呕逆，便秘，或便而不爽，或腹泻，口渴，脉沉实，苔黄	通腑泻热	大承气汤

肾与膀胱辨证

肾位于腰部，左右各一，其经脉与膀胱相互络属、互为表里。肾在体合骨，主骨生髓充脑，开窍于耳及二阴，其华在发。肾的主要生理功能是主藏精，主管人体生长、发育与生殖。肾内寄元阴元阳，为脏腑阴阳之根本，故又称肾为"先天之本"。元阴属水，元阳属火，故又有肾为"水火之宅"的说法。肾的特性是宜潜藏，即元阴元阳宜固藏，不宜耗泄妄动。此外，肾又主水，并有纳气功能。膀胱为州都之官，具有贮尿和排尿的功能。

肾病多虚证，其证多因禀赋不足，或幼年精气未充，或老年精气亏损，或房事不节等导致肾的阴、阳、精、气亏损，产生肾阳虚证、肾阴虚证、肾精不足证、肾气不固证、肾不纳气证等。膀胱病多见湿热证，至于膀胱虚证多责之于肾虚。

证型	主要症状	治则	代表方剂
肾阴虚证	腰膝酸痛，眩晕耳鸣，五心烦热，面颊潮红，盗汗，失眠多梦，男子遗精早泄，女子经少经闭，脉细数	滋补肾阴	六味地黄汤加味

证型	主要症状	治则	代表方剂
肾阳虚证	腰膝酸软而痛，畏寒肢冷、腰以下为甚，神疲乏力，五更泄泻，阳痿，不孕，舌淡胖苔白，脉沉弱	温补肾阳	金匮肾气丸加味
肾气不固证	神疲耳鸣，腰膝酸软，小便频数而清，或尿后余沥不尽，或遗尿失禁，或夜尿频多。男子滑精早泄，女子白带清稀、胎动易滑，舌淡苔白，脉沉弱	固摄肾气	金锁固精丸或大补元煎加减
肾不纳气证	久病咳喘，呼多吸少，动则喘甚，神疲自汗，舌红，脉细弱	纳气归肾	七味都气丸加减
肾虚水泛证	周身浮肿，下肢尤甚，按之没指，腹胀满，小便不利，畏寒肢冷，腰膝酸软，舌淡胖，脉沉细	温阳利水	真武汤加减
膀胱湿热证	尿痛，尿黄，尿频，尿急，小腹胀闷，或见血尿、尿液混浊、尿有砂石，或伴有发热、腰痛，舌红苔黄腻，脉滑数或濡数	清热利湿	八正散加减
膀胱虚寒证	小便频数，淋漓不尽，或遗尿，舌淡苔润，脉沉细	温肾益气	缩泉丸加味

脏腑兼病辨证

人体每一个脏腑虽然有它独自的功能，但彼此之间却是密切联系的，因而在发病时往往不是孤立的，而是相互关联的。常见的有脏病及脏、脏病及腑、腑病及脏、腑病及腑。

凡两个或两个以上脏器相继或同时发病者，即为脏腑兼病。

一般来说，脏腑兼病在病理上有着一定的内在规律，具有表里、生克、乘侮关系的脏器，兼病较常见，反之则较少见。因此，在分析症状时应注意辨析发病脏腑之间的因果关系，这样在治疗时才能分清主次，灵活运用。

脏腑兼病，证候极为复杂，一般以脏与脏、脏与腑的兼病常见。现对临床最常见的兼证进行介绍。

▶ 心肾不交证

心肾不交证，是指心肾水火既济失调所表现的证候。多由五志化火、思虑过度、久病伤阴、房事不节等引起。

症状：心烦不寐，心悸健忘，头晕耳鸣，腰酸遗精，五心烦热，咽干口燥，舌红，脉细数，或伴腰部下肢酸困发冷。

▶ 心肾阳虚证

心肾阳虚证，是指心肾两脏阳气虚衰、阴寒内盛、温运无力所表现的证候。多由久病不愈或劳倦内伤所致。

症状：畏寒肢冷，心悸怔忡，小便不利，肢体浮肿，或唇甲青紫，舌淡暗或青紫，苔白滑，脉沉微细。

▶ 心肺气虚证

心肺气虚证，是指心肺两脏气虚所表现的证候。多由久病咳喘，耗伤心肺之气，或禀赋不足、年高体弱等因素引起。

症状：心悸咳喘，气短乏力，动则尤甚，胸闷，痰液清稀，面色㿠白，头晕神疲，自汗声怯，舌淡苔白，脉沉弱或结代。

▶ 心脾两虚证

心脾两虚证，是指心血不足、脾气虚弱所表现的证候。多由病久失调，或劳倦思虑，或慢性出血而致。

症状：心悸怔忡，失眠多梦，眩晕健忘，面色萎黄，食欲缺乏，腹胀便溏，神疲乏力，或皮下出血，妇女月经量少色淡、淋漓不尽等，舌质淡嫩，脉细弱。

▶ 心肝血虚证

心肝血虚证，是指心肝两脏血液亏虚所表现的证候。多由久病体虚或思虑过度暗耗阴血所致。

症状：心悸健忘，失眠多梦，眩晕耳鸣，面白无华，两目干涩，视物模糊，爪甲不荣，肢体麻木，震颤拘挛，妇女月经量少、色淡，甚则经闭，舌淡苔白，脉细弱。

▶ 肝火犯肺证

肝火犯肺证，是指肝经之火上逆犯肺所表现的证候。多由郁怒伤肝或肝经热邪上逆犯肺所致。

症状：胸胁灼痛，急躁易怒，头晕目赤，烦热口苦，咳嗽阵作，痰黏量少色黄，甚则咯血，舌红，苔薄黄，脉弦数。

▶ 肝脾不调证

肝脾不调证，是指肝失疏泄、脾失健运所表现的证候。多由情志不遂、郁怒伤肝，或饮食不节、劳倦伤脾而引起。

症状：胸胁胀满窜痛，喜太息，情志抑郁或急躁易怒，纳呆腹胀，便溏不爽，肠鸣矢气，或腹痛欲泻，泻后痛减，舌苔白或腻，脉弦。

▶ 肝胃不和证

肝胃不和证，是指肝失疏泄，胃失和降所表现的证候。多由情志不遂、气郁化火，或寒邪内犯肝胃而引起。

症状：脘胁胀闷疼痛，嗳气呃逆，嘈杂吞酸，烦躁易怒，舌红苔薄黄，脉弦或带数象；或颠顶头痛，遇寒则甚，得温痛减，呕吐涎沫，形寒肢冷，舌淡苔白滑，脉沉弦紧。

▶ 肝肾阴虚证

肝肾阴虚证，是指肝肾两脏阴液亏虚所表现的证候。多由久病失调、房事不节、情志内伤等引起。

症状：头晕目眩，耳鸣健忘，失眠多梦，咽干口燥，腰膝酸软，胁痛，五心烦热，颧红盗汗，男子遗精，女子经少，舌红少苔，脉细数。

▶ 脾肾阳虚证

脾肾阳虚证，是指脾肾两脏阳气亏虚所表现的证候。多由久病、久泻或水邪久停，导致脾肾两脏阳虚而成。

症状：面色㿠白，畏寒肢冷，腰膝或下腹冷痛，久泻久痢，或五更泻，或下利清谷，或小便不利，面浮肢肿，甚则腹胀如鼓，舌淡胖，苔白滑，脉沉细。

▶ 脾肺气虚证

脾肺气虚证，是指脾肺两脏气虚所表现的证候。多由久病咳喘，肺虚及脾；若饮食劳倦伤脾，脾虚及肺所致。

症状：久咳不止，气短而喘，痰多稀白，食欲缺乏，腹胀便溏，声低懒言，疲倦乏力，面色㿠白，甚则面浮足肿，舌淡苔白，脉细弱。

▶ 肺肾阴虚证

肺肾阴虚证，是指肺肾两脏阴液不足所表现的证候。多由久咳肺阴受损，肺虚及肾，或肾阴亏虚，肾虚及肺所致。

症状：咳嗽痰少，或痰中带血甚至咯血，口燥咽干，声音嘶哑，形体消瘦，腰膝酸软，颧红盗汗，骨蒸潮热，男子遗精，女子月经不调，舌红少苔，脉细数。

其他辨证

八纲辨证、腑脏辨证是中医运用最为广泛的辨证手段，除此之外，还有一些辨证方法，如卫气营血辨证、三焦辨证、六经辨证、气血津液辨证、病因辨证等。本章只简单介绍卫气营血辨证、三焦辨证。

卫气营血辨证

卫气营血辨证是温热病的主要辨证方法。温热病是外感六淫、疫疠等引起的多种急性热病的总称。这种辨证方法是对温热病四类证候的概括，代表着病情的轻重、病位的深浅。具体来说，卫气营血辨证有以下作用。

① 辨别病变部位：卫分证主表，病变部位多在皮毛、肌腠、四肢、头面、鼻喉；气分证主里，病变部分多在肺、胸膈、脾、胃、肠、胆、膀胱等；营分证是邪热深入心营，病在心与心包；血分证则多侵及心、肝、肾。

② 区分病程阶段：病邪由卫入气，由气入营，由营入血，标志着病邪步步深入，病情逐渐加重的浅深轻重不同的四个阶段。

③ 说明病邪传变规律：温热病的传变顺序，一般自表入里，从卫分开始，渐次顺序传至气分、营分、血分、由表及里，由轻到重。

④ 确定治疗原则：邪在卫分，宜汗解，驱邪外出；邪在气分，宜清热生津，既不能汗解，又忌用营血分药，以免引邪入阴；热入营分，用清营透热法；邪在血分，宜凉血散血。

▶ 卫分证

卫分证是温热病的初期阶段，其特点是：发热，微恶寒，口渴，头痛身痛，舌苔薄白，脉浮。由于发病季节、病邪性质以及人体反应性的不同，可以出现不同的表现。常见的有以下几种。

① 风温表证：多见于流感、流行性脑脊髓膜炎等疾病的早期。

② 湿温表证：多见于胃肠型感冒、肠伤寒、传染性肝炎、泌尿系感染等。

③ 秋燥表证：见于某些流感、感冒、白喉等。

▶ 气分证

气分证是温热病的第二阶段，它的特征是发热较重，不恶寒反恶热，口渴甚，或咳喘痰黄，或心烦，苔黄，脉数。病邪侵入气分，邪气盛而正气亦盛，气有余便是火，故出现气分热证。由于邪犯气分所在的脏腑、部位有所不同，感邪性质及轻重不一，故所反映的证候有很多类型。常见的有以下几种。

① 肺胃蕴热：见于某些急性扁桃体炎、咽喉炎、流行性腮腺炎、白喉等。

② 邪热壅肺：见于某些急性支气管炎、大叶性肺炎、支气管扩张合并感染、肺脓疡等。

③ 胸膈郁热：见于某些流感、斑疹伤寒、肺炎等。

④ 胃肠实热：见于某些流感、乙型脑炎、急性化脓性阑尾炎、肠梗阻等。

▶ 营分证

营分证是温热病邪内陷的较重阶段。多由气分不解，内传入营；也可由卫分不经气分而直入营分，即"逆传心包"；或温邪直入营分。营分证以营阴受损、心神被扰的病变为特征，临床表现为身热夜甚、心烦不寐、斑疹隐隐、舌绛无苔、脉细数等，营分介于气分和血分之间，若营分转气分，表示病情好转，若由营分入血分，则表示病情加重。

▶ 血分证

血分证是温热病发展过程中最为深重的阶段。血分证病变以心、肝、肾为主。临床表现除证候较为危重外，更以动血、伤阴为其特征。主要表现有发热夜甚，伴有神志表现，尚有出血、斑疹、舌质红绛、脉细数。

三焦辨证

三焦辨证，是外感温热病辨证纲领之一，为清代温病学家吴鞠通所确立，但其理论渊源可以上溯到《黄帝内经》。历代对三焦的认识不尽相同，但大多以上、中、下三焦划分人体上、中、下三部分，从咽喉至横膈属上焦；横膈以下、脐以上的脘腹部属中焦；脐以下属下焦。

三焦病证的分类

三焦所属脏腑的病理变化和临床表现，标志着温病发展过程的不同阶段。上焦主要包括手太阴肺经和手厥阴心包经的病变，多为温热病的初期阶段。中焦主要包括手阳明大肠经、足阳明胃经和足太阴脾经

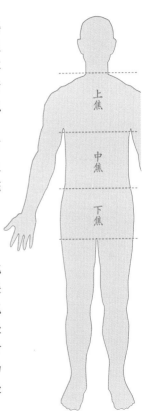

的病理变化。邪入阳明而从燥化，则多呈里热燥实证；邪入太阴从湿化，多为湿温病证。中焦病变多为温病的中期阶段。下焦主要包括足少阴肾经和足厥阴肝经的病变，多为肝肾阴虚之候，属温病的末期阶段。

▶ 上焦病证

上焦病证是指温热病邪从口鼻而入，自上而下，一开始就出现的肺卫受邪证候。温邪犯肺以后的传变有两种趋势：一种为"顺传"，指病邪由上焦传入中焦而出现中焦足阳明胃经的证候；另一种为"逆传"，即从肺经而传入手厥阴心包经，出现"逆传心包"的证候。

症状：微恶风寒，身热自汗，口渴或不渴而咳，午后热甚；脉浮数或两寸独大；邪入心包，则舌謇肢厥、神昏谵语。

▶ 中焦病证

中焦病证是指温病自上焦开始，顺传至中焦，表现出的脾胃证候。若邪从燥化，或为无形热盛，或为有形热结，表现出阳明失润、燥热伤阴的证候。若邪从湿化，湿阻脾胃，气机升降不利，则表现为湿温病证。因此，在证候上有胃燥伤阴与脾经湿热的区别。

① 胃燥伤阴证：是指病入中焦，邪从燥化，出现阳明燥热的证候。

症状：身热面赤，腹满便秘，口干咽燥，唇裂舌焦，苔黄或焦燥，脉沉涩。

② 脾经湿热证：是指湿温之邪郁阻足太阴脾经而致的证候。

症状：面色淡黄，头重身困，汗出热不解，身热不扬，小便不利，大便不爽或溏泻，苔黄滑腻，脉细而濡数，或胸腹等处出现白瘩。

▶ 下焦病证

下焦病证，是指温邪久留不退，劫灼下焦阴精，肝肾受损，而出现的肝肾阴虚证候。

症状：身热面赤，手足心热甚于手足背，口干，舌燥，神倦耳聋，脉虚大；或手足蠕动，心悸，神倦脉虚，舌绛少苔，甚或时时欲脱。

三焦病证的传变规律

三焦病证的各种证候，标志着温病病变发展过程中的三个不同阶段。其传变一般多由上焦手太阴肺经开始，由此而传入中焦，进而传入下焦为顺传；如感受病邪偏重、抵抗力较差的病人，病邪由肺卫传入手厥阴心包经者为逆传。三焦病的传变，取决于病邪的性质和机体抵抗力的强弱等因素。

中醫辨证

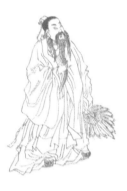

第二章

小病不适好调养
——常见健康问题辨证开方

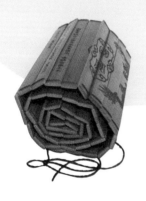

感 冒

感冒分为普通感冒和流行感冒。此处主要介绍普通感冒。普通感冒，中医学称"伤风"，是感受风邪或时行病毒，引起肺卫功能失调，出现以鼻塞、流涕、喷嚏、头痛、恶寒、发热、全身不适、脉浮等为主要临床表现的一种外感病证。

中医对感冒的分型较多，但常见的主要有风寒感冒、风热感冒、暑湿感冒三类，不同的感冒证型，表现有所不同。

辨证分型	辨证要点
风寒感冒	恶寒发热，但一般恶寒重，发热轻，无汗，头痛、鼻流清涕、喷嚏、咳嗽，咽部不红，舌淡红，苔薄白，脉浮紧或指纹浮红
风热感冒	发热重，恶风，有汗或少汗，头痛、鼻流浊涕、喷嚏、咳嗽，咽红肿痛，口干渴，舌质红，苔薄黄，脉浮数或指纹浮紫
暑湿感冒	发热，无汗或汗出热不解，头身困重，胸脘满闷，泛恶欲呕，食欲缺乏，或有腹泻，小便短黄，舌质红，苔黄腻，脉数或指纹紫滞

▶ **病因** 风寒之邪外袭、肺气失宣所致。

▶ **治疗原则** 辛温解表，宣肺散寒。

▶ **生活注意** 宜吃温热性或平性的食物，忌油腻食物，多喝温水，避免受凉。

▶ **常用中药** 荆芥、防风、羌活、生姜、柴胡、薄荷、前胡、桔梗、甘草。

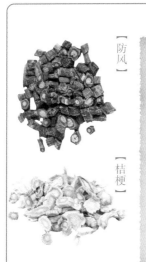

【防风】

【桔梗】

传统验方

荆防败毒散

——《摄生众妙方》

荆芥、防风、茯苓、独活、柴胡各10克，前胡、川芎、枳壳、羌活、桔梗、薄荷各6克，甘草3克。水煎服。本方亦可用于痢疾、疮痈初起而有表寒证者。

▶ **病因**　多为风热之邪犯表、肺气失和所致。多见于夏秋季。

▶ **治疗原则**　辛凉解表。

▶ **生活注意**　忌食油腻、黏滞、燥热之物。注意休息，多喝水。

▶ **常用中药**　金银花、连翘、大青叶、薄荷、桔梗、牛蒡子、荆芥、淡豆豉。

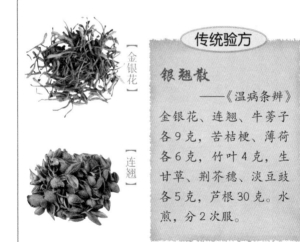

【金银花】

【连翘】

传统验方

银翘散

——《温病条辨》

金银花、连翘、牛蒡子各9克，苦桔梗、薄荷各6克，竹叶4克，生甘草、荆芥穗、淡豆豉各5克，芦根30克。水煎，分2次服。

▶ **病因** 人体感受了夏季暑湿时邪，又因喜欢纳凉和饮冷，使体内暑湿为风寒所遏，疏泄受阻，因而发病。

▶ **治疗原则** 清暑化湿。

▶ **生活注意** 避免生冷油腻之物，以清淡为主。可适当服用藿香正气液或绿豆汤。

▶ **常用中药** 香薷、绿豆、金银花、连翘、厚朴、扁豆花、藿香、大青叶。

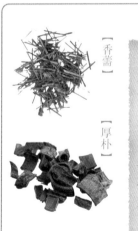

【香薷】

【厚朴】

传统验方

新加香薷饮

——《温病条辨》

香薷6克，金银花9克，鲜扁豆花9克，厚朴6克，连翘6克。加水5杯，煮取2杯，先服1杯，得汗，止后服，不汗再服，服尽不汗，再作服。

咳 嗽

咳嗽一般分为外感咳嗽和内伤咳嗽。外感咳嗽起病急，病程短，咳嗽带痰，大多伴有发热、头痛、恶寒等表证症状。内伤咳嗽起病慢，病程长，一般没有明显的外感症状，可能会出现脏腑失调等情况。内伤咳嗽往往比较严重，要引起足够的重视。

辨证分型	辨证要点
风寒犯肺	咳声重浊，气急，咳痰清稀呈泡沫状，鼻塞流清涕，苔薄白，脉浮紧
风热犯肺	咳嗽，咳痰不爽，痰黄而稠，气粗，或咽痛，口渴，或流黄涕，苔薄黄，脉浮数
燥邪伤肺	喉痒干咳，无痰或少痰，鼻咽干燥，舌红、少津，脉浮
肝火犯肺	气逆咳嗽，咳引胁痛，烦躁易怒，常感痰滞咽喉，咳之难出，量少质黏，苔黄少津，脉弦数
脾虚	咳痰白黏，胸脘胀满，舌苔白腻，脉濡滑
肾虚	咳嗽反复发作，痰涎清稀，气短乏力，腰腿酸软，舌质淡胖，苔白润，脉沉细
肺阴虚	干咳少痰或痰中带血，口干咽燥，消瘦神疲，午后潮热，舌红少苔，脉细数

▶ **病因**　这种咳嗽大多跟风寒感冒并发，多见于秋冬季节，因身体受凉导致。

▶ **治疗原则**　疏风散寒，宣肺止咳。

▶ **生活注意**　饮食宜清淡，多喝热白开水。

▶ **常用中药**　疏风散寒药：麻黄、荆芥等。

　　　　　　宣肺止咳药：紫菀、白前、百部、陈皮等。

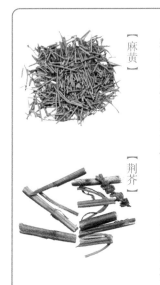

［麻黄］

［荆芥］

传统验方

三拗汤

——张机

麻黄5克，杏仁5克，甘草5克，生姜3片。水煎服。

止咳散

——《医学心悟》

荆芥、桔梗、紫菀、百部、白前、甘草、陈皮各5克。水煎服。

▶ **病因** 这种咳嗽大多跟风热感冒并发，多见于春夏季节，因热邪侵袭导致。

▶ **治疗原则** 疏风清热，宣肺止咳。

▶ **生活注意** 多喝水，多吃水果，禁烟酒及辛辣食物。

▶ **常用中药** 疏风清热药：桑叶、菊花、薄荷。
宣肺止咳药：杏仁、桔梗。

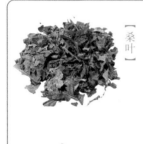

【桑叶】

【菊花】

传统验方

桑菊饮

——《温病条辨》

桑叶7.5克，菊花3克，杏仁6克，连翘5克，薄荷2.5克，桔梗6克，甘草2.5克，芦根6克。水煎服。

▶ **病因** 多发生于北方的秋季，因气温高，空气干燥而引发。

▶ **治疗原则** 疏风清肺，润燥止咳。

▶ **生活注意** 可以食用冰糖雪梨，禁烟酒及辛辣食物。

▶ **常用中药** 疏风清肺药：桑叶、豆豉。

润燥止咳药：杏仁、浙贝母。

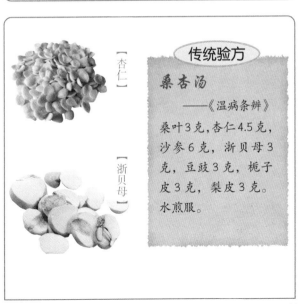

【杏仁】

【浙贝母】

传统验方

桑杏汤

——《温病条辨》

桑叶3克，杏仁4.5克，沙参6克，浙贝母3克，豆豉3克，栀子皮3克，梨皮3克。水煎服。

▶ **病因** 常由情志抑郁，化火犯肺，或肝经邪热犯肺，或久病肺气不利，肝气来犯等引起。

▶ **治疗原则** 清肝泻火，润肺化痰。

▶ **生活注意** 睡眠足、心情放松；注意休息，防止过度疲劳，因为身体劳累，会使人情绪不稳而易怒；少食辛辣、海腥、过腻过酸、煎炸食物，以及羊肉、海虾、肥肉、乌梅等。

▶ **常用中药** 桑叶、菊花、冬瓜仁、栀子仁、梨、川贝母、薄荷、夏枯草、白芍、地骨皮、桑白皮。

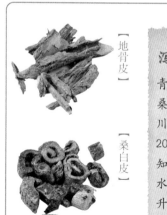

【地骨皮】

【桑白皮】

传统验方

泻白散合黛蛤散

青黛、地骨皮、黄芩、桑白皮、甘草各10克，川贝母8克，海蛤壳20克，瓜蒌仁15克，知母、麦冬各12克。水煎取汁250~300毫升，日服1剂，分2次凉服或频频饮服。

▶ **病因** 脾主运化、统血、升清，为"气血生化之源"。饮食不节、情志因素、劳逸失调，药、食损脾或慢性肾病患者湿邪久居，都会损伤脾气，造成脾虚而失于运化，生痰而致咳嗽。

▶ **治疗原则** 健脾燥湿，化痰止咳。

▶ **生活注意** 少吃养阴留湿的水果，如梨等，以免导致症状加剧；也不宜食用偏寒的食物和辛辣食物。

▶ **常用中药** 人参、甘草、白术、陈皮、鸡内金、杏仁、半夏。

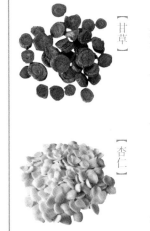

【甘草】

【杏仁】

（传统验方）

二陈汤
——《太平惠民和剂局方》

陈皮、半夏、苍术、杏仁、厚朴各9克，茯苓12克，甘草5克。水煎服。

▶ **病因** 肾属水，肺属金，金生水，水耗金。水不足则会耗用肺金过多，致使肺不足而咳。

▶ **治疗原则** 温阳利水，理气化痰。

▶ **生活注意** 宜吃具有补肾作用的食物，如羊肉、泥鳅等；忌吃生冷大凉、辛辣香燥类食物。注意保暖，避免受凉受湿。

▶ **常用中药** 附子、干姜、五味子、山茱萸。

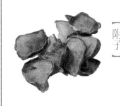

【附子】

【山茱萸】

传统验方

金匮肾气丸

——《金匮要略》

熟地黄24克，山茱萸、干山药各12克，泽泻、牡丹皮、茯苓（去皮）各9克，肉桂、熟附片各3克。水煎服。

▶ **病因** 多因燥热之邪灼肺，或痨虫袭肺，或痰火内郁伤肺，或五志过极化火灼肺，以及久咳耗伤肺阴所致。

▶ **治疗原则** 润肺止咳。

▶ **生活注意** 生活规律，注意休息，忌烟酒；适当锻炼，多吃高蛋白、富含维生素的食物。

▶ **常用中药** 百合、山药、沙参、杏仁、甘草、麦冬、川贝母、天冬、龟甲。

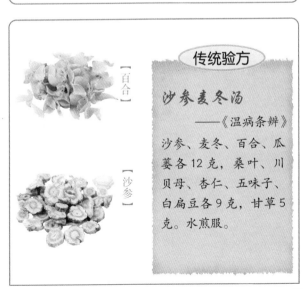

【百合】

【沙参】

传统验方

沙参麦冬汤

——《温病条辨》

沙参、麦冬、百合、瓜蒌各12克，桑叶、川贝母、杏仁、五味子、白扁豆各9克，甘草5克。水煎服。

内伤发热

发热是体温高出正常标准，或自觉有身热不适的感觉。

发热原因，分为外感、内伤两类。外感发热，因感受六淫之邪及疫疠之气所致；内伤发热是指以内伤为病因，以脏腑功能失调、气血水湿郁遏或气血阴阳亏虚为基本病机，以发热为主要临床表现的病证。常见的内伤发热有气郁发热、气虚发热、阴虚发热等，多为低热，有时为高热。

西医学所称的功能性低热、肿瘤、血液病、结缔组织疾病、内分泌疾病，以及部分慢性感染性疾病所引起的发热，以及某些原因不明的发热，在有内伤发热的临床表现时，均可参照内伤发热辨证论治。

辨证分型	辨证要点
气郁发热	低热，常随情绪波动而起伏，精神抑郁不欢，喜叹息，或烦躁易怒，月经不调，舌红，苔黄，脉弦数
气虚发热	发热多在上午，劳倦即复发或加重，倦怠乏力，气短懒言，舌质淡、边尖有齿痕，苔薄，脉细弱
阴虚发热	午后潮热，或夜间发热，手足心热，两颧红赤，形体消瘦，盗汗，口燥咽干，舌红少苔，脉细数

▶ **病因** 情志不畅,肝失疏泄,肝气郁滞,郁久化热。

▶ **治疗原则** 疏肝解郁,清肝泄热。

▶ **生活注意** 注意调整心情;适当吃些具有理气解郁作用的食物。

▶ **常用中药** 柴胡、白术、白芍、金橘、玫瑰花。

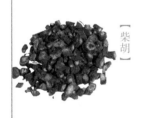

【柴胡】

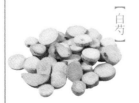

【白芍】

传统验方

丹栀逍遥散

——《治疹全书》

牡丹皮、炒栀子、全当归各10克,北柴胡6克,赤芍、白芍各15克,云茯苓12克,薄荷3克(后下)。水煎服。

▶ **病因** 多由脾胃气虚所引起。

▶ **治疗原则** 益气健脾，甘温除热。

▶ **生活注意** 不熬夜，三餐规律。避免剧烈运动和受风出汗，多做和缓的运动，如散步、慢跑、瑜伽等。

▶ **常用中药** 人参、黄芪、甘草、山药、党参。

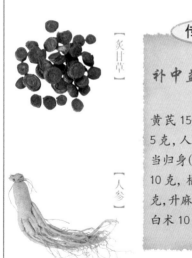

［炙甘草］

［人参］

传统验方

补中益气汤
——《脾胃论》

黄芪15~20克，炙甘草5克，人参（去芦）10克，当归身（酒焙干或晒干）10克，橘皮（不去白）6克，升麻3克，柴胡3克，白术10克。水煎服。

▶ **病因** 体内阴液亏虚，水不制火所致。小儿高热或长期发热可伤及津液，从而导致阴虚发热。

▶ **治疗原则** 养阴清热，或滋阴降火。

▶ **生活注意** 纠正营养失衡，注意清淡饮食。小儿阴虚发热要注意检查是否为其他疾病所致。

▶ **常用中药** 沙参、麦冬、生地黄、地骨皮、天花粉、玉竹、青蒿、白薇、车前草。

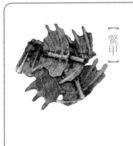

【鳖甲】

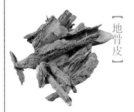

【地骨皮】

传统验方

清骨散加减
——《证治准绳·类方》

银柴胡5克，胡黄连、秦艽、鳖甲（先煎）、地骨皮、青蒿、知母各3克，甘草2克。水煎服或研末，每日3次，每次9克，冲服。

头痛

头痛是指由于外感或内伤，致使脉络拘急或失养，清窍不利所引起的以头部疼痛为主要临床特征的疾病。头痛既是一种常见病证，可发生于多种急慢性疾病过程中，又是某些疾病加重或恶化的先兆。

中医一般将头痛分为外感头痛和内伤头痛。外感头痛一般发病较急，痛势较剧，痛无休止，多属实证，治法以祛风为主，如风寒头痛、风热头痛、风湿头痛；内伤头痛则多属虚证，治法以补虚为主，视其所虚，分别采用益气升清、滋阴养血、益肾填精，若因肝阳上亢则治以平肝潜阳等。虚实夹杂，则扶正祛邪并举。

辨证分型	辨证要点
风寒头痛	头痛时作，痛及项背，恶风畏寒，口不渴，舌苔薄白，脉浮紧
风热头痛	头痛且胀，甚则欲裂，发热恶风，面红目赤，口渴欲饮，便秘溲黄，舌质红舌苔黄，脉浮数
风湿头痛	头痛如裹，肢体困重，胸闷纳呆，舌苔白腻，脉濡
肝阳头痛	头晕胀痛，心烦易怒，睡眠不安，兼见面红口干，舌苔薄黄，或舌红少苔，脉细数或弦
血虚头痛	头痛且昏，午后较甚，神倦，心悸，面色萎黄，月经过多，舌质淡，脉细弱

▶ **病因** 由风寒之邪侵袭人体上部，致使经脉受阻、拘挛，气血不畅，不通则痛。

▶ **治疗原则** 疏风散寒。

▶ **生活注意** 保证室内温度合适，避免室内外温差过大；室内通风，保证室内空气清新。

▶ **常用中药** 葱白、生姜、川芎、防风、荆芥。

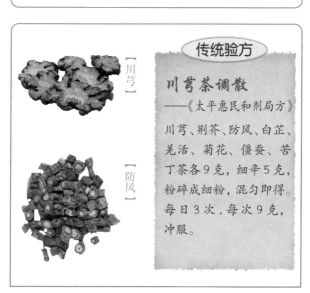

［川芎］

［防风］

（传统验方）

川芎茶调散
——《太平惠民和剂局方》

川芎、荆芥、防风、白芷、羌活、菊花、僵蚕、苦丁茶各9克，细辛5克，粉碎成细粉，混匀即得。每日3次，每次9克，冲服。

▶ **病因** 外感风热之邪，侵扰清窍，气血逆乱而为风热头痛。

▶ **治疗原则** 疏风清热。

▶ **生活注意** 注意休息，多饮水，食用清淡食物。避免受风。

▶ **常用中药** 桑叶、连翘、薄荷、桔梗、芦根。

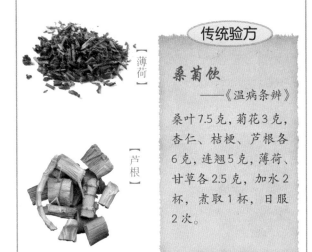

【薄荷】

【芦根】

传统验方

桑菊饮
——《温病条辨》

桑叶7.5克，菊花3克，杏仁、桔梗、芦根各6克，连翘5克，薄荷、甘草各2.5克，加水2杯，煮取1杯，日服2次。

▶ **病因** 因风湿之邪所致头痛。

▶ **治疗原则** 祛风化湿。

▶ **生活注意** 注意防止精神紧张，保证休息时间和质量；戒烟酒；防止受凉感冒。

▶ **常用中药** 藿香、威灵仙、天麻、羌活、独活、五加皮。

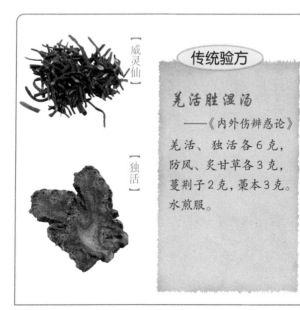

【威灵仙】

【独活】

传统验方

羌活胜湿汤

——《内外伤辨惑论》

羌活、独活各6克，防风、炙甘草各3克，蔓荆子2克，藁本3克。水煎服。

▶ **病因** 多因情志不舒，气郁化火，肝阳偏亢；或肾阴素亏，水不涵木，肝阳上扰而致头痛。肝阴不足也会造成肝阳偏亢而头痛。

▶ **治疗原则** 平肝潜阳。

▶ **生活注意** 注意保持良好的心情。

▶ **常用中药** 龙胆、生地黄、白芍、枸杞子、墨旱莲、决明子、菊花。

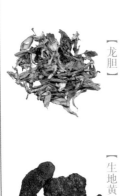

【龙胆】

【生地黄】

传统验方

龙胆泻肝汤

——《医方集解》

生地黄（酒炒）9克，泽泻12克，柴胡6克，黄芩（炒）、栀子（酒炒）、木通、车前子各9克，当归（酒洗）3克，龙胆、生甘草各6克。水煎服。

▶ **病因** 因气血不足，不能上荣，窍络失养所致。

▶ **治疗原则** 滋阴养血。

▶ **生活注意** 注意饮食营养均衡，特别注意补铁，补充蛋白质。多吃具有补血作用的食物，如大枣、木耳、乌鸡等。

▶ **常用中药** 当归、川芎、白芍、阿胶、鸡血藤、大枣、熟地黄。

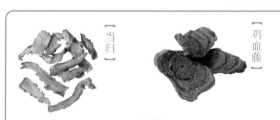

［当归］

［鸡血藤］

传统验方

丹参息痛方

丹参、鸡血藤各15克，川芎12克，当归、白芍、熟地黄、刺蒺藜、秦艽各10克，夏枯草9克，珍珠母20克(先煎)，细辛2克(后下)，菊花6克。加水1000毫升煎煮后加入白糖，浓缩至100毫升。每日1剂，12~15天为1个疗程。

失眠

中医认为，失眠是由于情志、饮食内伤，以及体弱、心虚胆怯等，引起心神失养，从而导致经常不能获得正常睡眠为特征的一类病证。主要表现为睡眠时间、深度的不足以及睡后不能消除疲劳、恢复体力，轻者入睡困难，时睡时醒，醒后不能再睡，重者彻夜不寐。

其病位在心，但与肝、胆、脾、胃、肾关系密切。失眠虚证多由心脾两虚、心虚胆怯、阴虚火旺，引起心神失养所致。失眠实证则多由心火炽盛、肝郁化火、痰热内扰，引起心神不安所致。但失眠久病可表现为虚实兼夹，或为瘀血所致，故清代王清任用血府逐瘀汤治疗。

辨证分型	辨证要点
肝郁化火	情绪急躁易怒，失眠多梦，不思饮食，头晕头胀，目赤口苦，小便黄赤，大便秘结，舌红，苔黄，脉弦而数
痰热上扰	失眠心烦，痰多胸闷，恶食嗳气，吞酸恶心，口苦，头重目眩，苔腻而黄，脉滑数
阴虚火旺	心烦失眠，心悸不安，头晕耳鸣，健忘，腰酸梦遗，口干津少，舌红，脉细数
心脾两虚	多梦易醒，心悸健忘，头晕目眩，肢倦神疲，饮食无味，面色少华，舌淡，苔薄，脉细弱
心胆气虚	心烦失眠，多梦，易于惊醒，胆怯心悸，遇事善惊，气短倦怠，舌淡，脉弦细

肝郁化火

▶ **病因** 多因忧怒伤肝，肝失条达，气郁化火，上扰心神所致。

▶ **治疗原则** 清肝泻火，镇心安神。

▶ **生活注意** 饮食要清淡，少吃煎炸食物。保持心情舒畅，避免劳累。

▶ **常用中药** 龙胆、黄芩、栀子、木通、车前子、柴胡、生牡蛎。

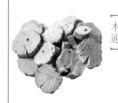

【木通】

【黄芩】

传统验方

龙胆泻肝汤
——《医方集解》

生地黄（酒炒）9克，泽泻12克，柴胡6克，黄芩(炒)、栀子(酒炒)、木通、车前子各9克，当归(酒洗)3克，龙胆、生甘草各6克。水煎服。

▶ **病因** 宿食停滞，积湿成痰，因痰生热，痰热上扰则心烦不寐；痰湿壅遏于中，气机不畅，胃失和降，故见胸闷、恶食嗳气或呕恶；清阳被蒙，故头重目眩。

▶ **治疗原则** 化痰清热，和中安神。

▶ **生活注意** 避免食用油腻、刺激性食物。适当加强运动锻炼。

▶ **常用中药** 枇杷叶、桔梗、芦根、麦冬、半夏、罗汉果、黄连、桑白皮、沙参。

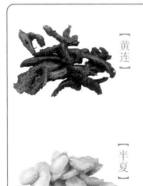

［黄连］

［半夏］

传统验方

黄连温胆汤加味

半夏9克，陈皮9克，茯苓12克，竹茹9克，枳实9克，北秫米12克（包煎），黄连3克，栀子9克，甘草6克。水煎服。

▶ **病因** 肾阴不足，不能上交于心，心肝火旺，虚热扰神，故心烦失眠，心悸不安；肾精亏耗，髓海空虚，故头晕、耳鸣、健忘；腰府失养则腰酸；精关不固，故而梦遗。

▶ **治疗原则** 滋阴降火，养心安神。

▶ **生活注意** 注意饮食调理，避免浓茶、咖啡、烟酒及辛辣刺激性食物。

▶ **常用中药** 麦冬、石斛、黄连、柏子仁、生地黄、阿胶。

传统验方

黄连阿胶汤合六味地黄汤加减

黄连6克，黄芩10克，白芍15克，阿胶15克，鸡子黄2枚，熟地黄30克，山萸萸15克，山药15克，牡丹皮15克，泽泻10克。方中阿胶、鸡子黄均为血肉有情之品，均不入药煎。先将除这2味药之外的药物水煎，煎好过滤后，将烊化的阿胶兑入热药汁中，待药汁温度降至50℃左右时将鸡子黄冲入汤药中，搅拌均匀后服用。

▶ **病因** 饮食不节，脾胃受伤，气血生化不足，心失所养而致失眠。血不养心，神不守舍，故多梦易醒、健忘、心悸；气血亏虚，清阳不升，不能上奉于脑，故头晕目眩；血虚不荣，故面色少华、舌淡；脾失健运，则饮食无味；血少气虚，故肢体倦神疲、脉细弱。

▶ **治疗原则** 健脾养心，益气补血。

▶ **生活注意** 晚间宜静，不宜多语谈笑、情绪激动、剧烈活动。

▶ **常用中药** 大枣、黄芪、龙眼肉、酸枣仁。

【龙眼肉】

【酸枣仁】

传统验方

归脾汤

人参12克，白术30克，黄芪（去芦）15克，茯神（去木）9克，龙眼肉9克，酸枣仁（炒、去壳）12克，远志6克，木香9克，当归6克，炙甘草6克。水煎服。

▶ **病因** 禀赋不足，心虚胆怯，心虚则心神不安，胆虚则善惊易恐，故多梦易醒、心悸善惊。

▶ **治疗原则** 益气镇惊，安神定志。

▶ **生活注意** 加强体育锻炼，增强体质，养成良好的生活习惯。

▶ **常用中药** 茯神、远志、首乌藤、朱砂。

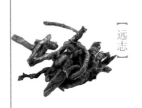

【远志】

传统验方

安神定志丸加减

党参12克，茯神15克，茯苓15克，远志3克，石菖蒲9克，生龙齿10克(先煎)。水煎服。

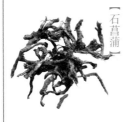

【石菖蒲】

抑郁症

抑郁症是一种常见的心境障碍，可由各种原因引起，以显著而持久的心境低落为主要临床特征，且心境低落与其处境不相称，严重抑郁者可出现自杀念头和行为。

中医一般将抑郁症称为郁病，因而，将抑郁症的基本病机归于肝气郁结，进而可以发生肝气乘脾、肝损及肾，气滞痰凝、血瘀，因实致虚等病机变化。

抑郁症的治疗应以疏通气机为总的治则，根据症状，或疏肝解郁，或化痰理气，或养心安神。

辨证分型	辨证要点
肝气郁结	精神抑郁，情绪低落，多愁善虑，兼见善太息，胸胁胀痛，痛无定处，腹胀纳呆，舌淡红，苔薄白或薄腻，脉弦
气滞痰郁	情绪抑郁，思维缓慢，咽中不适，胸中窒闷，苔白而腻，脉弦滑
心神失养	精神恍惚，多疑易惊，喜怒无常，或时时欠伸，舌质淡，脉弦

▶ **病因**　多因情志抑郁，或突然的精神刺激及其他病邪的侵扰而发病。

▶ **治疗原则**　疏肝理气解郁。

▶ **生活注意**　食物尽量做到多样化，多吃高蛋白、富含维生素、低动物脂肪、易消化的食物及新鲜水果、蔬菜。保持平和的心态。

▶ **常用中药**　柴胡、木香、郁金、厚朴、香附。

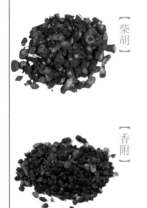

【柴胡】

【香附】

传统验方

柴胡疏肝茶

——《中医良药良方》

柴胡7克，炒枳壳、制香附各9克，赤芍10克，陈皮6克。以急火煎至沸腾后15分钟，去滓，置暖水瓶中，随倒随饮。

▶ **病因** 多因痰浊郁闭，清窍蒙蔽所致。多见于老年人抑郁症。

▶ **治疗原则** 化痰理气解郁。

▶ **生活注意** 注意保持良好的情绪，若心情不舒畅时暂不进食，待平静后再进食，勿过饱。进食时切勿动怒，以免影响食欲。

▶ **常用中药** 厚朴、金橘、白术、半夏、紫苏叶、陈皮。

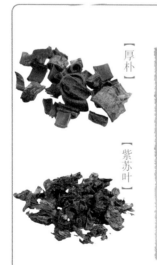

【厚朴】

【紫苏叶】

传统验方

半夏厚朴汤
——《金匮要略》

制半夏12克，厚朴9克，茯苓12克，生姜9克，紫苏叶3克。紫苏叶、厚朴以清水浸泡半小时，然后与其他药一同煎15分钟，温饮。

▶ **病因** 多见于女性，常因精神刺激而诱发。

▶ **治疗原则** 甘润缓急，养心安神。

▶ **生活注意** 避免惊吓和过度兴奋及激动。保证充足的睡眠。可常吃莲子粥、大枣、龙眼肉，少食辛辣食物、咖啡、浓茶等刺激品。

▶ **常用中药** 甘草、小麦、大枣、龙眼肉、郁金、合欢花。

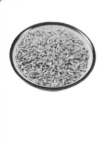

【小麦】

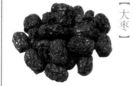

【大枣】

传统验方

甘麦大枣汤

——《金匮要略》

甘草9克，小麦9~15克，大枣6~7枚。加水适量，小火煎煮，取煎液2次，混匀。早晚温服。

便 秘

便秘，首先要分辨虚实。燥热、气滞不行、阴寒为实，如燥热内结、气机郁滞、阴寒凝滞；气血不足、阴亏为虚，如血虚肠燥、气虚不运。治疗时应针对其传导失常、津液不足或不行，采用调理气机、滋润肠道之法。在辨证论治时不可专用通下药，否则津液愈伤，复下复结。

辨证分型	辨证要点
燥热内结（实秘）	大便燥结，数日不行，面赤身热，腹部胀满或疼痛，口干口臭，小便短赤，舌红苔黄燥，脉滑数
气机郁滞（实秘）	大便干结，或不甚干结，欲便不得出，或便而不畅，肠鸣矢气，嗳气频作，腹中胀痛，食少纳呆，苔薄白而腻，脉弦
阴寒凝滞（实秘）	大便艰涩难下，腹中冷痛，面色青暗，畏寒喜暖，手足不温，小便清长，舌苔白腻，脉弦紧
血虚肠燥（虚秘）	便结难下，头晕目眩，面色白，唇甲无华，心悸，舌淡苔白，脉沉细
气虚不运（虚秘）	虽有便意，临厕乏力，气短汗出，面色白，神疲气怯，舌淡苔白，脉细弱

▶ **病因** 素体阳盛，或热病之后，余热留恋，或肺热肺燥，下移大肠，或过食醇酒厚味，或过食辛辣之物，或过服热药等。

▶ **治疗原则** 清热润肠。

▶ **生活注意** 饮食宜清淡，偏凉润为主，禁忌辛辣厚味、烟酒。多饮白开水或新鲜果汁，以泻热而通利小便。

▶ **常用中药** 玄参、大黄、番泻叶、火麻仁。

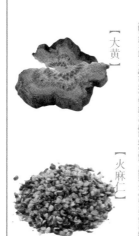

［大黄］

［火麻仁］

传统验方

麻仁丸

火麻仁、大黄、枳实（炒）、厚朴（姜制）、白芍（炒）各200克，苦杏仁100克，研成细粉。每100克末用炼蜜30克，加适量水，制成水蜜丸。口服，每次6克，每日1~2次。

▶ **病因** 忧愁思虑，脾伤气结；或抑郁恼怒，肝郁气滞；或久坐少动，气机不利，均可导致腑气郁滞，通降失常，传导失职，糟粕内停，不得下行。

▶ **治疗原则** 顺气导滞，降逆通便。

▶ **生活注意** 避免不良环境的刺激，保持心情舒畅。按时排便，尽量多运动，多食新鲜水果、蔬菜和有疏利作用的食物。

▶ **常用中药** 木香、柴胡、大黄、郁李仁、金橘。

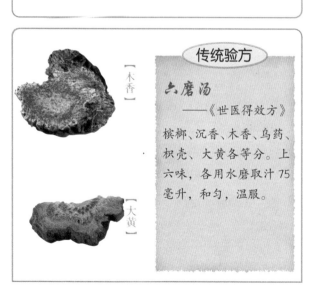

【木香】

【大黄】

传统验方

六磨汤

——《世医得效方》

槟榔、沉香、木香、乌药、枳壳、大黄各等分。上六味，各用水磨取汁75毫升，和匀，温服。

▶ **病因**　恣食生冷，凝滞胃肠；或外感寒邪，直中肠胃；或过服寒凉，阴寒内结，均可导致阴寒内盛，凝滞胃肠，传导失常，糟粕不行，而成冷秘。

▶ **治疗原则**　温通开秘。

▶ **生活注意**　注意防寒保暖，限制活动量，勿过劳。保持肛门部清洁，便后用温水清洗。饮食应选择营养丰富、高热量的补益食物，适当运动。

▶ **常用中药**　桂枝、附子、半夏。

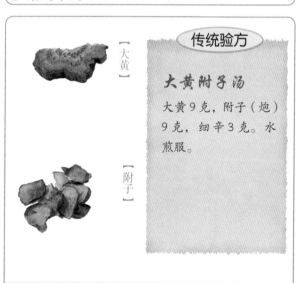

【大黄】

【附子】

传统验方

大黄附子汤

大黄9克，附子（炮）9克，细辛3克。水煎服。

▶ **病因** 多由产后或手术后失血过多，血虚而形成肠燥便秘；或热病后津液耗伤，导致肠液干枯；或平素大便比较秘结，长期服用通便导泻药，使肠液更加干枯，以致便秘。

▶ **治疗原则** 养血润肠。

▶ **生活注意** 饮食以易消化、养血滋阴为主，大便时不宜用力过猛。

▶ **常用中药** 熟地黄、杏仁、白芍、党参、黄芪、黄精。

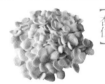
【杏仁】

【熟地黄】

传统验方

益血润肠丸

——《证治准绳·类方》

熟地黄180克，杏仁（炒，去皮、尖）、火麻仁、当归各90克，枳壳、橘红各75克，阿胶、肉苁蓉各45克，紫苏子、荆芥各30克，当归90克。上药研末，加炼蜜为丸，如梧桐子大。每服50~60丸，空腹服。

▶ **病因** 多因素体气虚或久病体虚,运化乏力而致。

▶ **治疗原则** 益气润肠。

▶ **生活注意** 排便无力时可按摩腹部,在腹壁由右下腹顺结肠方向向上、向下推,反复按摩10分钟。大便难下时勿蹲之过久,必要时用开塞露或甘油以润肠通便。适当锻炼,保持心情愉快。

▶ **常用中药** 黄芪、大黄、生地黄、大枣、人参、山药、陈皮。

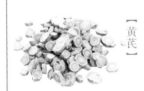

【黄芪】

传统验方

黄芪汤

——《金匮翼》

黄芪30克,陈皮12克,火麻仁10克,白蜜15克。前3味水煎服,过滤取汁,加入白蜜兑匀即可。

【陈皮】

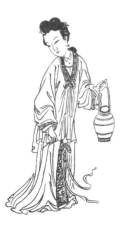

第三章

得了慢病要快治
——"三高"等慢病的辨证调养

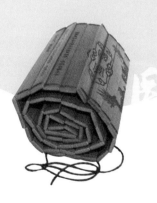

糖尿病

　　糖尿病属中医"消渴"范畴。中医认为，本病是由于先天禀赋不足，复因情志失调、饮食不节等原因所导致的以阴虚燥热为基本病机，以多尿、多饮、多食、乏力、消瘦，或尿有甜味为典型临床表现的一种疾病。

　　糖尿病的病机主要为燥热阴虚。肺主治节（治理和调节全身气血津液及腑脏生理功能），为水之上源，如肺燥阴虚，津液失于滋布，则胃失濡润，肾失滋养；胃热偏盛，则灼伤肺津，耗损肾阴；而肾阴不足，阴虚火旺，又可上灼肺、胃，终致肺热胃燥、肾阴亏乏，故多饮、多食、多尿常常并见。

辨证分型	辨证要点
上消 （肺热津伤）	烦渴多饮，口干舌燥，尿频量多，舌边尖红，苔薄黄，脉洪数
中消 （胃热炽盛）	多食易饥，口渴，尿多，形体消瘦，大便干燥，苔黄，脉滑实有力
下消 （阴阳两虚）	小便频数，混浊如膏，面容憔悴，乏力自汗，形寒肢冷，腰膝酸软，耳轮焦干，阳痿早泄或月经不调，舌淡苔白，脉沉细无力

▶ **病因** 情志失调，郁久化火，消烁肺胃阴津；劳欲过度；饮食失节。

▶ **治疗原则** 清热润肺，生津止渴。

▶ **生活注意** 除药物治疗外，注意生活调摄。限制油、盐、糖类的摄入；保持心情平和。

▶ **常用中药** 黄连、天花粉、西洋参、生地黄。

传统验方

消渴方

——《丹溪心法》

黄连末6克，天花粉末10克，人乳汁（亦可用牛乳代替）30毫升，藕汁50毫升，生地黄汁50毫升，姜汁10毫升，蜂蜜5毫升。共搅拌成膏，以白汤少许送下，每日3～4次（原书无剂量，按常规剂量酌定各药用量）。

▶ **病因** 长期过食肥甘、醇酒厚味、辛辣香燥之物；情志抑郁，郁久化火等。

▶ **治疗原则** 清胃泻火，养阴增液。

▶ **生活注意** 除药物治疗外，注意饮食调控、情志舒畅、适当锻炼。

▶ **常用中药** 麦冬、天冬、知母、熟地黄、石斛、枸杞子。

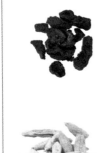

【熟地黄】

【麦冬】

传统验方

玉女煎

——《景岳全书》

石膏9~15克，熟地黄9~30克，麦冬6克，知母5克，牛膝5克。水煎服。

下消（阴阳两虚）

▶ **病因** 消渴病日久，阴损及阳，脏腑功能严重受损，气机升降失常，血液运行受阻，水液代谢障碍而致阴阳俱虚，湿浊瘀血内阻。

▶ **治疗原则** 育阴温阳，补肾活血。

▶ **生活注意** 生活起居规律。忌食辛辣、生冷食物和酒类。

▶ **常用中药** 山药、芡实、山茱萸、附子、桂枝、熟地黄、枸杞子、桑椹。

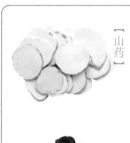

【山药】

【熟地黄】

传统验方

右归饮合知柏地黄汤

生地黄、熟地黄、山药、杜仲各15克，吴茱萸、枸杞子、牡丹皮、知母、黄柏各9克，制附片6克，肉桂3克。水煎服。

高血压病

中医将高血压病归属"眩晕""头痛"范畴，认为情志失调、饮食不节、内伤虚损是导致本病的主要病因。如长期精神紧张或恼怒忧思，可致肝气郁滞，日久则郁而化火；劳累过度或年老体弱，使肾阴虚损，肝失所养，阴不敛阳，则肝阳偏亢；恣食肥甘或嗜酒过度，可损伤脾胃，致脾失健运，湿浊壅遏，久壅化火。凡此，都使肝阳亢奋于上，阴血亏损于下，形成上实下虚之象。

辨证分型	辨证要点
肝阳上亢	头痛且胀，头晕目眩，烦躁易怒，夜眠不宁，面赤口苦，舌红，苔薄黄，脉弦有力
肝肾阴虚	头部隐痛，目眩耳鸣，五心烦热，腰腿酸软，舌红少苔，脉细或细数
痰湿内阻	头痛而重，眩晕，胸闷，恶心，食少，多寐，舌质淡，苔白腻，脉濡滑
瘀血内停	头晕头痛，痛如针刺，失眠，健忘，心悸，精神不振，唇舌青紫或舌有瘀点瘀斑，脉细或涩
阴阳两虚	眩晕，健忘，消瘦，口干烦热，神疲乏力，少气懒言，舌质淡红，苔薄，脉细无力

▶ **病因** 素体阳盛，加之恼怒过度；长期抑郁，郁久化火，使肝阳上亢，血压随之升高。

▶ **治疗原则** 平肝潜阳，清热息风。

▶ **生活注意** 调节情志，宜戒烟酒及刺激性食物。吃一些清淡泻火泻热的食物，如芹菜、茼蒿、苦瓜、小青菜、茭白、荸荠、绿豆芽等。

▶ **常用中药** 羚羊角、天麻、石决明、钩藤、生地黄、牡丹皮。

【生地黄】

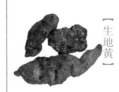

【钩藤】

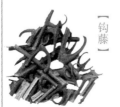

传统验方

羚羊角汤
——《圣济总录》

羚羊角 3 克（冲服），石决明 30 克，龟甲 20 克（以上先煎），钩藤、生地黄、酸枣仁各 18 克，夏枯草、牛膝、菊花各 12 克，白芍、牡丹皮各 15 克，甘草 6 克。水煎服。

▶ **病因** 体虚、久病、失血、劳倦过度等。

▶ **治疗原则** 滋养肝肾。

▶ **生活注意** 保持平和的心情，不要激动。适当锻炼身体，增强自身抵抗力，避免疾病侵袭。戒烟酒，忌吃辛辣刺激、熏烤腌制食物。

▶ **常用中药** 枸杞子、龟甲、山药、百合、桑椹、何首乌。

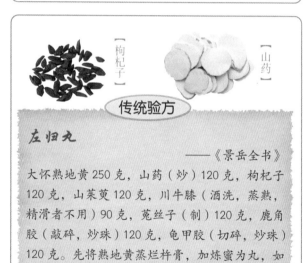

［枸杞子］

［山药］

传统验方

左归丸

——《景岳全书》

大怀熟地黄250克，山药（炒）120克，枸杞子120克，山茱萸120克，川牛膝（酒洗，蒸熟，精滑者不用）90克，菟丝子（制）120克，鹿角胶（敲碎，炒珠）120克，龟甲胶（切碎，炒珠）120克。先将熟地黄蒸烂杵膏，加炼蜜为丸，如梧桐子大。空腹时用滚汤或淡盐汤送下100丸。

▶ **病因** 嗜酒肥甘、饥饱劳倦，伤于脾胃，健运失司，以致水谷不化，聚湿生痰，痰湿中阻，浊阴不降。

▶ **治疗原则** 化痰祛湿，健脾和胃。

▶ **生活注意** 饮食清淡，少吃燥热之物，尤其是油炸品，多吃蔬菜、水果。

▶ **常用中药** 茯苓、淮山药、溪黄草、半夏、泽泻、薏苡仁、赤小豆、白术。

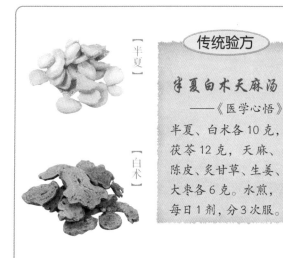

【半夏】

【白术】

传统验方

半夏白术天麻汤

——《医学心悟》

半夏、白术各10克，茯苓12克，天麻、陈皮、炙甘草、生姜、大枣各6克。水煎，每日1剂，分3次服。

▶ **病因** 长期忧愁、思虑、抑郁、愤怒，气机郁滞，引发血液流动不畅，久之就会出现血瘀。

▶ **治疗原则** 活血化瘀。

▶ **生活注意** 多食具有活血、散结、行气、疏肝解郁作用的食物，少食肥肉等滋腻之物。

▶ **常用中药** 当归、川芎、赤芍、桃仁、红花、丹参、牛膝、乳香、没药。

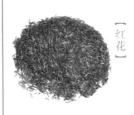

[红花]

[川芎]

传统验方

通窍活血汤

——《医林改错》

赤芍、川芎各6克，桃仁6克，红花、生姜各9克，麝香0.15克，老葱3根，大枣7枚。除麝香外，其余药物用黄酒250克，煎至一盅，去渣，入麝香微煎，临卧服。

▶ **病因** 久病体虚或年老体虚所致。

▶ **治疗原则** 调补阴阳。

▶ **生活注意** 饮食上适当吃些养阴的食物,如百合,冬季的时候还可以用点西洋参、冬虫夏草等。少吃盐,多吃蔬菜、水果。多运动,放松心情。

▶ **常用中药** 熟地黄、山药、山茱萸、附子、肉桂。

【山茱萸】

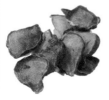

【附子】

传统验方

桂附八味丸

——《金匮要略》

附子、桂枝、熟地黄、山药、山茱萸、泽泻、茯苓、牡丹皮各等分,为末,炼蜜为丸,每丸约0.2克,每次15丸,每天2次,酒送服。

高脂血症

中医认为，膏脂虽为人体的营养物质，但过多则形成高脂血症。凡导致人体摄入膏脂过多，以及膏脂转输、利用、排泄失常的因素均可使血脂升高。

导致高脂血症的因素主要有以下几种。

① 恣食肥甘、膏粱厚味，嗜酒无度，损伤脾胃，脾失健运，膏脂运化失常。

② 体质禀赋（遗传因素）。

③ 喜静少动，气机失畅，膏脂沉积。

④ 年老体衰，膏脂代谢失常。

辨证分型	辨证要点
脾虚痰积	体胖虚松，倦怠乏力，脘腹痞满，头晕目眩，肢重或肿，纳差，或伴便溏，舌胖、苔白厚，脉濡
胃热腑实	形体肥硕，烦热，饮食亢进，口渴便秘，舌苔黄腻或薄黄，脉滑或滑数
痰瘀滞留	肢体困重，眼睑处或有黄色瘤，胸闷时痛，头晕胀痛，肢麻或偏瘫，舌暗或有瘀斑，苔白腻或浊腻，脉沉滑

脾虚痰积

▶ **病因** 脾虚失运，则体内水湿运化不足，久而化痰，影响血液运行，血脂升高。

▶ **治疗原则** 益气健脾，除湿化痰。

▶ **生活注意** 应多吃一些健脾化痰的食物，如白扁豆、山药、莲藕、小米、大枣、栗子等。适当运动，有助于排出体湿。

▶ **常用中药** 山药、党参、黄芪、茯苓、白扁豆、白术、山楂。

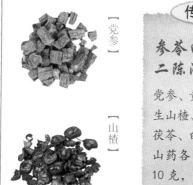

［党参］

［山楂］

传统验方

参苓白术散合二陈汤加减

党参、黄芪、薏苡仁、生山楂、泽泻各15克，茯苓、白术、白扁豆、山药各12克，制半夏10克，陈皮6克，荷叶9克。水煎服。

▶ **病因** 阳盛之体，胃火素旺，恣食肥甘厚腻，致痰热壅积，化为脂浊。

▶ **治疗原则** 清胃泻热，通腑导滞。

▶ **生活注意** 饮食上要注意多吃富含维生素的蔬菜、水果，多喝水，少喝酸甜饮料，少吃辛辣煎炸食物。忌烟酒。

▶ **常用中药** 黄芩、大黄、黄连、黄柏、石膏。

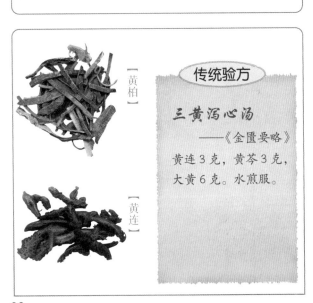

［黄柏］

［黄连］

传统验方

三黄泻心汤

——《金匮要略》

黄连3克，黄芩3克，大黄6克。水煎服。

▶ **病因** 痰积日久，入络成瘀；或年高体虚，肝肾阴虚，阴不化血，反为痰浊，痰积血瘀，化为脂浊。

▶ **治疗原则** 活血祛瘀，化痰降脂。

▶ **生活注意** 加强运动。注意饮食调摄，宜吃祛瘀化痰类食物，慎食高脂高糖食物。戒除烟酒，起居有节，控制高脂血症，减少并发症。

▶ **常用中药** 当归、丹参、红花、山楂、桃仁。

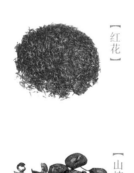

【红花】

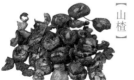

【山楂】

传统验方

通瘀煎

——《景岳全书》

当归尾9～15克，山楂、香附、红花各6克，乌药3～6克，青皮4.5克，木香2克，泽泻4.5克。水煎服。

冠心病

冠心病属于中医"真心痛""厥心痛""胸痹"的范畴。冠心病的病因有内因和外因之分。内因为年老体衰，心脾肾气血阴阳不足；外因为阴寒侵入、饮食失当、情志失调、劳累过度等，最终导致心血运行受阻，胸脉痹阻而胸痛。

冠心病症状以心胸疼痛骤作，或胸部憋闷如重压感，或心胸绞痛时作为主，伴左肩臂疼痛发麻、胸闷憋气、心悸气短，以及血脂偏高、休息或运动后心电图异常等。

辨证分型	辨证要点
血瘀证型	心胸憋闷疼痛，痛引肩背内臂，时发时止，疼痛如针刺样，脉涩，舌暗、见瘀点或瘀斑
气滞证型	胸中憋闷，按揉、叩击可使胸闷暂缓，精神抑郁，胸胁窜痛，牵引肩背，脉弦
寒凝心脉	突然性的胸闷或胸痛发作，常因受寒而诱发，畏寒肢冷，舌暗淡，苔白，脉弦紧
气阴两虚	心胸隐痛，动则更甚，胸闷气短，心悸失眠，头晕乏力，盗汗或自汗，口咽干燥，舌红，苔薄，脉细或结代
痰浊壅塞	胸闷气短，咳唾痰浊，肢体沉重，形体肥胖，纳呆恶心，苔浊腻，脉滑

▶ **病因** 年老体衰，肾气已虚，不能鼓舞心阳，滋养心脉，或劳倦思虑，耗伤气血，损及心脾，均可使心气虚亏，心血瘀滞。

▶ **治疗原则** 活血化瘀止痛。

▶ **生活注意** 少吃肥甘油腻食物，少食火锅及烹炸、烧烤等辛温助热食物，多吃新鲜蔬菜、水果。适当运动，可散步或慢跑，促进血液循环和代谢。

▶ **常用中药** 丹参、三七、川芎、蜈蚣、桃仁。

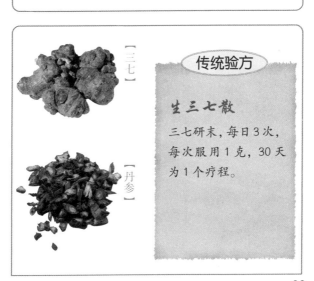

【三七】

【丹参】

传统验方

生三七散

三七研末，每日3次，每次服用1克，30天为1个疗程。

▶ **病因** 多因情志刺激，肝失疏泄，气滞血瘀，心脉不通。

▶ **治疗原则** 疏肝理气，化瘀通络。

▶ **生活注意** 多用具有疏肝理气作用的食物，如玫瑰花、合欢花、柑橘、白菊花等，忌食滋腻味厚而阻滞气机的食物，如糯米、栗子、大枣等，以及具有收涩作用的药物，如莲子、芡实、石榴、乌梅等。

▶ **常用中药** 丹参、三七、降香、木香、砂仁、陈皮。

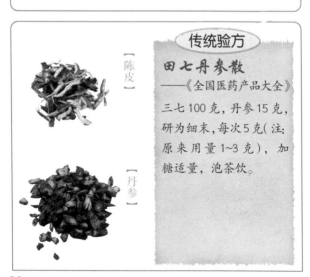

【陈皮】

【丹参】

传统验方

田七丹参散

——《全国医药产品大全》

三七100克，丹参15克，研为细末，每次5克（注：原来用量1~3克），加糖适量，泡茶饮。

▶ **病因** 阴寒侵袭，内遏胸阳，气机痹阻，心脉凝滞。

▶ **治疗原则** 散寒通阳，活血宣痹。

▶ **生活注意** 避免受寒和精神刺激。多吃温热类食物。

▶ **常用中药** 麝香、苏合香、附子、肉桂、丹参、红花、桂枝。

【丹参】

【麝香】

（传统验方）

瓜蒌薤白汤加减

瓜蒌皮12克，薤白6克，附片9克，桂枝9克，檀香6克，丹参15克，红花6克，细辛3克。水煎服。随症加减：胸痛剧烈无休止，喘息不得平卧，属阴寒极盛者，以乌头赤石脂丸（蜀椒、乌头、附子、干姜等）合苏合香丸，以温散通痹止痛。

▶ **病因** 多因工作压力大、常熬夜、不运动，或年高体弱，加之劳心过度而致。

▶ **治疗原则** 益气，养血通脉。

▶ **生活注意** 宜多吃新鲜蔬菜、水果，适当进食肉、鱼、蛋、乳，禁饮白酒及咖啡、浓茶，不宜进食糖类食物及辛辣厚味之物。

▶ **常用中药** 人参、党参、桑寄生、麦冬、丹参。

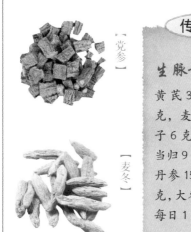

【党参】

【麦冬】

传统验方

生脉散加味

黄芪30克，党参15克，麦冬15克，五味子6克，玉竹9克，当归9克，川芎9克，丹参15克，炙甘草9克，大枣5枚。水煎服，每日1剂。

▶ **病因** 暴饮暴食，脾胃受损，运化不利，痰浊壅塞，心脉痹阻。

▶ **治疗原则** 化痰泄浊，宣痹通阳。

▶ **生活注意** 饮食宜清淡，多食果蔬类，如西瓜、冬瓜、赤小豆、橘子，以助消痰湿；还可食用薏苡仁、莲子以健脾。少食过甜食物，以免助湿生痰。

▶ **常用中药** 丹参、瓜蒌、竹茹、陈皮、茯苓、炙甘草、山楂。

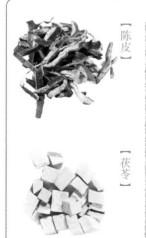

【陈皮】

【茯苓】

传统验方

瓜蒌薤白半夏汤加味

全瓜蒌15克，薤白6克，半夏9克，陈皮9克，茯苓15克，丹参15克，砂仁3克。水煎服，每日1剂。血脂高者，可加蒲黄20克（包煎）、红花6～9克、山楂15～30克，以活血降脂。

痛风

痛风是由于过食肥甘、酗酒、过劳、紧张或感受风寒湿热等邪，致气血凝滞，痰瘀痹阻，骨节经气不通而发病。对其辨证时应注意辨其虚实，初则属于实证，久则正虚邪实，或虚实夹杂。

在急性期治疗以祛邪为主，用祛风除湿、清热利湿等法；慢性期以扶正祛邪为主，用健脾益气、补益肝肾等法。

辨证分型	辨证要点
风湿热痹	关节红肿热痛，病势较急，局部灼热，得凉则舒，伴发热、口渴、心烦、小便短黄，舌质红，苔黄或腻，脉滑数或弦数
痰湿阻滞	关节肿胀，局部酸麻疼痛，伴有肢体困重、目眩、面浮足肿、胸脘痞闷，舌胖苔白腻，脉缓或弦滑
风寒湿痹	关节肿痛，屈伸不利，或见局部皮下结节、痛风石，伴关节喜温、肢体重着、麻木不仁、小便清长、大便溏薄，舌质淡红、苔薄白，脉弦紧或濡缓

▶ **病因** 风热之邪，与湿相并，合邪为患；或素体阳盛肝旺，或酒食失节，蕴生痰热，均可致风湿热邪，或风夹痰热，滞留经络关节，痹阻气血，而为风湿热痹。

▶ **治疗原则** 清热利湿，通络止痛。

▶ **生活注意** 不宜暴饮暴食，禁酒，少吃肥腻食物、甜品。早晨出来活动到微微出汗为宜，出汗可帮助排湿。

▶ **常用中药** 苍术、黄柏、桑枝、赤芍、连翘、木瓜、薏苡仁、川牛膝、防己。

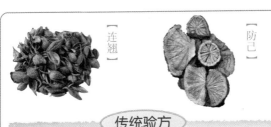

【连翘】

【防己】

传统验方

宣痹汤

——《温病条辨》

防己、杏仁、滑石、薏苡仁各9克，连翘、栀子、醋半夏、晚蚕沙、赤小豆皮（水浸，取皮用）各6克。用水1.6升，煮取600毫升，分3次温服。

▶ **病因** 久居湿地,嗜食肥甘,过逸少劳,内生痰湿所致。

▶ **治疗原则** 化痰除湿,舒筋通络。

▶ **生活注意** 平时少吃肥甘厚腻之品,多运动。

▶ **常用中药** 陈皮、半夏、茯苓、秦艽、炮穿山甲、天南星、伸筋草、威灵仙。

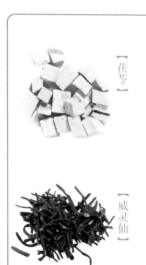

【茯苓】

【威灵仙】

传统验方

二陈桃红饮

桃仁、红花、当归、川芎、茯苓、威灵仙各10克,陈皮、甘草、制半夏各5克。水煎服。

▶ **病因** 由于正气不足，风寒湿邪乘虚侵入，阻滞经络，痹阻不通而致。

▶ **治疗原则** 祛风散寒，除湿通络。

▶ **生活注意** 注意保暖，避免暴露在寒湿环境中。适当吃些具有驱寒除湿功效的食物。

▶ **常用中药** 桂枝、白芍、生姜、黄芪、制川乌、麻黄、防己、羌活、苍术、防风。

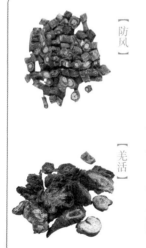

〔防风〕

〔羌活〕

传统验方

羌活胜湿汤
——《内外伤辨惑论》

羌活、独活、藁本、防风各9克，蔓荆子2克，川芎、炙甘草各3克。水煎服。

贫血

中医把贫血归属于"虚劳""血虚""亡血"的范畴。肾藏精，主骨生髓，为先天之本。脾统血，为水谷生化之源、后天之本，中焦受气取汁，变化而赤是谓血。所以中医认为，贫血多为脾与肾之不足所致。

辨证分型	辨证要点
气血两虚	面色萎黄，头晕乏力，纳呆便溏，气短，少气懒言，古质淡，苔薄，脉虚弦，或偶有肌衄
肝肾阴虚	面色苍白，头晕目眩，心烦失眠，耳鸣，腰腿酸软，舌尖红、苔薄，脉细数
脾肾阳虚	面色㿠白，唇甲苍白，头晕目花，神疲乏力，耳鸣心悸，食少便溏，畏寒肢冷，舌淡胖，苔白，脉沉细
阴阳两虚	五心烦热，盗汗口渴，面白畏寒，面浮肢肿，便溏
脾胃两虚	气短乏力，头晕，便溏，血色苍白，舌质淡或胖，苔薄白

▶ **病因** 由于脾气亏虚，运化失司，致使水谷精微不能化生，气血生化乏源，气血不足。

▶ **治疗原则** 益气养血。

▶ **生活注意** 加强营养，增加维生素、蛋白质等的摄入。妇女月经不调所致贫血，应选当归、阿胶，既能补血又能调经。不宜多喝茶。

▶ **常用中药** 人参、黄芪、当归、熟地黄、大枣。

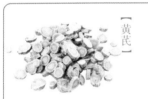
【黄芪】

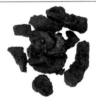
【熟地黄】

传统验方

十全大补汤

——《太平惠民和剂局方》

人参、肉桂、川芎、熟地黄、茯苓(焙)、白术(焙)、炙甘草、黄芪（去芦）、当归（洗，去芦）、白芍各等分，研为粗末。每服10克，加生姜3片、大枣2枚，水煎温服。

▶ **病因** 由于肝肾不足，致使阴血不生，而出现贫血之症。

▶ **治疗原则** 滋养肝肾，补阴养血。

▶ **生活注意** 多吃具有补肝肾养血功效的食物，如山药、枸杞子、甲鱼、大豆、核桃、花生等，少吃辛辣或刺激性食物。

▶ **常用中药** 熟地黄、枸杞子、制何首乌、黄精、杜仲、桑椹。

【杜仲】

【熟地黄】

传统验方

大补阴丸

——《丹溪心法》

炒黄柏、知母（酒浸，炒）各120克，熟地黄（酒蒸）、龟甲（酥炙）各180克，猪脊髓10条。前4味，碾为细末，猪脊髓适量蒸熟，捣成泥状，加炼蜜，混合拌匀后和药粉为丸，每丸重15克。每日早晚各服1丸，淡盐开水送服。

脾肾阳虚

▶ **病因** 脾肾阳虚，不能运化水谷精微，气血生化乏源，致气血不足；同时，由于肾阳不足，所以此类贫血患者还会出现畏寒肢冷的状况。

▶ **治疗原则** 温肾补脾，益气养血。

▶ **生活注意** 避免受寒。宜吃具有温补作用的食物。

▶ **常用中药** 巴戟天、仙茅、枸杞子、肉桂、菟丝子、女贞子、五味子。

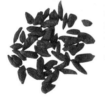

【枸杞子】

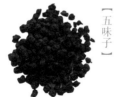

【五味子】

传统验方

温补脾肾汤

人参9克，炙甘草、炮姜各3克，白术、核桃仁、桑寄生、川续断、桑椹、枸杞子、女贞子、菟丝子各9克，五味子3克。水煎服。

▶ **病因** 一般是由于先天不足,加之后天失养所致。

▶ **治疗原则** 阴阳并补,养阴温阳。

▶ **生活注意** 饮食、生活规律,不宜大补,禁烟酒。保证充足的睡眠,适度运动,注意保暖。

▶ **常用中药** 人参、太子参、黄芪、甘草、枸杞子、熟地黄、肉桂。

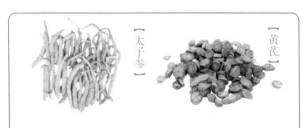

【太子参】

【黄芪】

传统验方

补天大造丸加减

太子参、白术、当归、紫河车各15克,山药、黄芪、白及各30克,茯苓20克,鹿角10克,龟甲、白芍各12克,功劳叶12克。水煎服,1日1剂,早晚分2次口服。

▶ **病因** 饮食不节、劳倦过度、忧思日久、禀赋不足、年老体衰、大病初愈、调养不慎等都可以导致脾胃虚弱，致使气血生化不足，出现贫血。

▶ **治疗原则** 健脾益气以生血。

▶ **生活注意** 心主血、脾统血、肝藏血，在常规治疗的基础上配合推拿补心经、脾经、肝经，推拿小肠经、板门穴。多吃猪肝、鸡蛋、大枣、菠菜、牛肉、小白菜、桂圆、西红柿等效果会更好。注意适度运动。

▶ **常用中药** 党参、茯苓、白扁豆、黄芪、白术、炙甘草、陈皮、山楂、神曲。

传统验方

加味六君子汤

党参 15~20 克，茯苓 10~15 克，白术 9~12 克，黄芪 15~30 克，白扁豆 10~15 克，陈皮 10 克，木香 9 克，炙甘草 6 克。每日 1 剂，分 3 次服。

中醫辨证

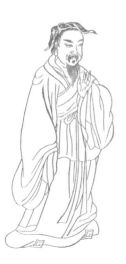

第四章

吃好消化好身体才好
——消化系统疾病辨证开方

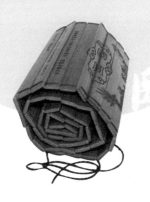

慢性胃炎

中医将慢性胃炎归属"胃脘痛""胃痞"的范畴，认为脾胃素虚、饮食伤食和肝气犯胃是引起本病的主要原因。若平素脾胃不健，中阳不运，精微不化，则致升降失司、气机阻滞。而嗜食辛辣之物、长期酗酒、过食生冷之物、暴饮暴食，均可损伤脾胃，造成脾胃不和、通降失司、气机壅塞。而忧思恼怒，气郁伤肝，肝失疏泄则可横逆犯胃，导致气机阻滞、胃失和降。

辨证分型	辨证要点
湿热互结	胃脘疼痛灼热，渴不欲饮，口苦口臭，尿黄，肠鸣，便溏或便秘，舌边尖深红、苔黄腻，脉滑数
肝胃气滞	胃脘疼痛，连及胁肋，胀闷不适，食后尤甚，嗳气泛酸，舌质淡红、苔薄白，脉弦
脾胃虚寒	胃隐痛，喜暖喜按，食后胀满，呕吐清涎，进食减少，腹泻便溏，四肢酸软，舌质淡红、苔薄白，脉细弱或沉细
胃阴亏损	胃脘疼痛隐隐，饥而不欲食，食后饱胀，干呕嗳气，口干舌燥，渴喜冷饮，便干，舌红少津有裂纹，脉细数
瘀阻胃络	胃脘刺痛，痛有定处，拒按，便血色黑，舌质暗红有瘀斑，脉细涩

▶ **病因**　饮食不节或感受湿邪，湿困中焦，脾失健运，胃失和降。

▶ **治疗原则**　清热化湿，和中止痛。

▶ **生活注意**　忌食生冷、油腻食物。避免受寒受湿。适当运动，出汗，可帮助机体排出湿热。

▶ **常用中药**　藿香、厚朴、泽泻、茯苓、薏苡仁。

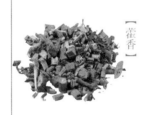

【藿香】

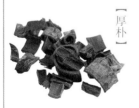

【厚朴】

传统验方

藿朴夏苓汤

——《医原》

藿香10克，川厚朴6克，姜半夏10克，猪苓6克，茯苓10克，光杏仁6克，淡豆豉10克，生薏苡仁20克，豆蔻3克，建泽泻6克。水煎服。

▶ **病因** 情志不畅，肝气郁滞，肝失疏泄，肝气犯胃，以致胃脘疼痛，连及胁肋。

▶ **治疗原则** 疏肝理气，和胃止痛。

▶ **生活注意** 调节情绪，避免动怒。多吃具有疏肝解郁、理气作用的食物，如萝卜、莲藕、苦瓜、白扁豆等。

▶ **常用中药** 柴胡、香附、枳壳、郁金、延胡索、陈皮。

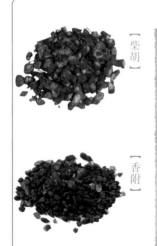

【柴胡】

【香附】

传统验方

柴胡疏肝散

——《景岳全书》

陈皮（醋炒）、柴胡各6克，川芎、枳壳（麸炒）、芍药各5克，甘草（炙）3克，香附5克。用水220毫升，煎至180毫升，空腹服。

脾胃虚寒

▶ **病因** 脾胃阳虚，脉络失于温养，以致胃脘隐痛。

▶ **治疗原则** 温中散寒，健运脾胃。

▶ **生活注意** 饮食要有规律，少吃高脂肪、高糖、辛辣、油煎的食物，少饮咖啡等刺激性饮料，多吃温热性食物。加强体育锻炼，保持身心愉快。

▶ **常用中药** 生姜、胡椒、白术、党参、丁香、木香、砂仁。

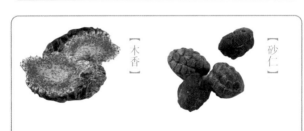

【木香】

【砂仁】

传统验方

香砂六君子汤

——《医方集解》

人参（去芦）10克，白术、茯苓（去皮）各9克，甘草（炙）6克，陈皮9克，半夏（制）12克，木香6克，砂仁6克。水煎服。

▶ **病因** 气郁化火，胃阴受伤，胃络失养所致。

▶ **治疗原则** 养阴益胃。

▶ **生活注意** 选择易消化食物，少食多餐，应避免辛辣、刺激性的食物和药物，禁忌煎烤、腌制及熏烤食物。

▶ **常用中药** 北沙参、玉竹、麦冬、石斛、生地黄。

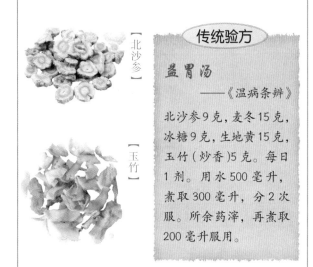

［北沙参］

［玉竹］

传统验方

益胃汤

——《温病条辨》

北沙参9克，麦冬15克，冰糖9克，生地黄15克，玉竹（炒香）5克。每日1剂。用水500毫升，煮取300毫升，分2次服。所余药滓，再煮取200毫升服用。

瘀阻胃络

▶ **病因** 病久伤络，血脉瘀滞。

▶ **治疗原则** 活血化瘀，通络和胃。

▶ **生活注意** 宜食具有活血、化瘀、止痛作用的食物，如黑木耳、洋葱、山楂、萝卜、韭菜、红糖等；忌食阻滞气机的食物，如糯米、豆类、鸡蛋、山药、大枣、龙眼，以及具有收涩作用的食物，如莲子、芡实、酸石榴、乌梅等。

▶ **常用中药** 丹参、当归、枳壳、砂仁、川芎、山楂。

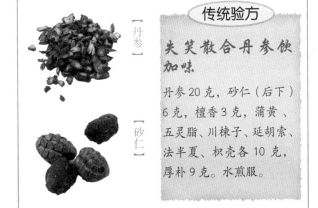

【丹参】

【砂仁】

传统验方

失笑散合丹参饮加味

丹参20克，砂仁（后下）6克，檀香3克，蒲黄、五灵脂、川楝子、延胡索、法半夏、枳壳各10克，厚朴9克。水煎服。

胃下垂

胃下垂属中医的"胃痞""腹胀"范畴。中医认为，胃下垂病位在胃，与脾等脏腑有关。

脾为后天之本，主运化、升清，主四肢肌肉。因先天元气不足，或因久病体虚，元气虚衰而致脾胃虚弱，升举无力而引起本病；或因素体阳虚而脾阳不振；或因素体阴虚而致胃阴虚亏。

辨证分型	辨证要点
中气下陷	脘腹痞满，或坠胀不舒，劳累后尤甚，倦怠乏力，纳谷不香，形体消瘦，舌淡、苔薄白，脉濡细或缓弱
脾阳不振	脘腹闷胀，时有隐痛，畏寒喜暖，得温则闷胀隐痛减轻，便溏，舌淡胖、苔薄白，脉细缓弱
胃阴虚亏	脘腹胀满，烦闷不舒，食后和劳累后尤甚，口渴喜饮，口唇干燥色红，舌红少苔，脉细数

▶ **病因** 多由脾气虚以致组织弛缓不收、脏器松弛，导致胃脱垂。

▶ **治疗原则** 益气升提。

▶ **生活注意** 适当进行腹肌锻炼；少食多餐，避免暴饮暴食，以防进一步损伤脾胃，加重胃下垂。

▶ **常用中药** 升麻、黄芪、甘草、党参。

传统验方

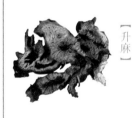

【升麻】

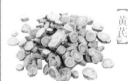

【黄芪】

补中益气汤

——《脾胃论》

黄芪5克（病甚，劳累热甚者用至15~20克），炙甘草5克，人参（去芦）10克，当归（酒焙）10克，橘皮（不去白）6克，升麻3克，柴胡3克，白术10克。水煎服。

脾阳不振

▶ **病因**　多因中焦脾胃阳气虚弱、消化功能不振而致胃下垂。

▶ **治疗原则**　温阳举陷。

▶ **生活注意**　加强腹肌锻炼，增强腹肌张力。控制茶水摄入量，切忌一次饮用大量茶水。

▶ **常用中药**　升麻、干姜、附子、肉桂。

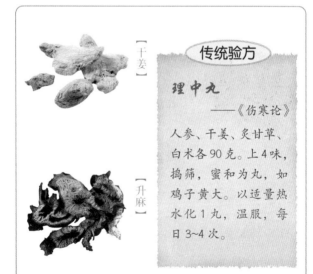

【干姜】

【升麻】

传统验方

理中丸

——《伤寒论》

人参、干姜、炙甘草、白术各90克。上4味，捣筛，蜜和为丸，如鸡子黄大。以适量热水化1丸，温服，每日3～4次。

▶ **病因** 多由胃病久延不愈，或热病后期阴液未复，或平素嗜食辛辣之物，或情志不遂，气郁化火导致胃阴耗伤。

▶ **治疗原则** 养阴和胃。

▶ **生活注意** 少食多餐，避免暴饮暴食、饥饱无度，以防进一步损伤脾胃，加重胃下垂。

▶ **常用中药** 北沙参、麦冬、石斛、玉竹、柴胡、生地黄。

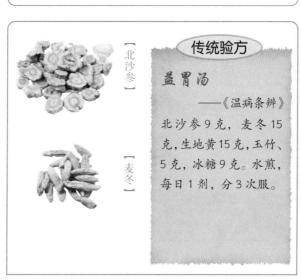

【北沙参】

【麦冬】

传统验方

益胃汤

——《温病条辨》

北沙参9克，麦冬15克，生地黄15克，玉竹5克，冰糖9克。水煎，每日1剂，分3次服。

消化不良

中医认为，消化不良属中医的"脘痞""胃痛""嘈杂"等范畴，其病在胃。本病涉及肝脾，主要病机是脾胃虚弱、气机不利、胃失和降。在临床见到的证候，往往不是单独出现，而是虚实掺杂，几种证型混合出现。因此需要根据具体情况，遵循个体化原则，灵活变通，以达到治愈疾病的目的。

辨证分型	辨证要点
脾虚痰盛	胃脘胀闷，甚则疼痛，嗳腐吞酸，恶心呕吐，吐出酸腐馊食，吐后胀闷得减，或矢气便溏，泻下物酸腐臭秽，舌苔厚腻，脉滑
食滞肠胃	暴饮多食，胃脘痞满，厌食，上腹胀满拒按，恶心呕吐，嗳腐吐酸，矢气酸臭，大便不爽，舌苔厚腻，脉弦滑
肝气犯胃	胃脘胀痛，胸胁痞满，嗳气呃逆，不思饮食，善太息，烦躁易怒，每遇情志波动症状加重，舌质暗红、苔薄白，脉弦涩
胃火内盛	胃脘隐痛或灼痛，上腹痞满，口燥咽干，烦躁易怒，反酸，大便干结，舌质红少津、无苔，脉细数
寒热错杂	胃脘嘈杂不适或灼热，畏寒肢冷，反酸口苦，心烦燥热，肠鸣便溏，遇冷症重，舌质淡、苔薄黄，脉沉细数

▶ **病因** 饮食不节或感受湿邪，湿困中焦，脾失健运，胃失和降。

▶ **治疗原则** 健脾益气，和胃化湿。

▶ **生活注意** 忌食油腻燥热食物，不可过度饮水，以免加重痰湿。适当运动出汗可健脾祛湿。

▶ **常用中药** 陈皮、半夏、茯苓、白术、薏苡仁、砂仁、木香。

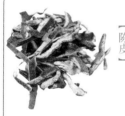

【陈皮】

【白术】

传统验方

陈夏六君子汤

——《妇人良方》

人参、白术、茯苓各10克，炙甘草6克，陈皮5克，半夏（制）6克。水煎服。

▶ **病因** 饮食伤胃、胃失和降所致。

▶ **治疗原则** 消食导滞，和胃降逆。

▶ **生活注意** 饮食应以清淡为主，少食肥、甘、厚、腻、辛辣等食物；宜细嚼慢咽，切忌暴饮暴食及食无定时；注意饮食卫生；少饮烈酒及浓茶。

▶ **常用中药** 山楂、神曲、鸡内金、麦芽、厚朴。

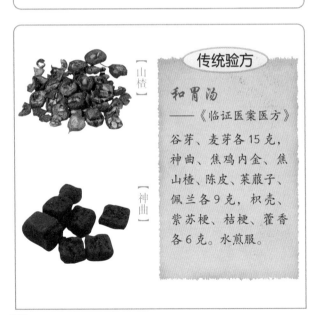

【山楂】

【神曲】

传统验方

和胃汤

——《临证医案医方》

谷芽、麦芽各15克，神曲、焦鸡内金、焦山楂、陈皮、莱菔子、佩兰各9克，枳壳、紫苏梗、桔梗、藿香各6克。水煎服。

肝气犯胃

▶ **病因** 情志抑郁，肝气郁结，横逆犯胃所致。

▶ **治疗原则** 疏肝解郁，化滞消痞。

▶ **生活注意** 放松心态，保持良好的情绪，避免发怒、紧张等。作息时间规律，避免熬夜，保证充足的睡眠。

▶ **常用中药** 柴胡、香附、郁金、川芎、青皮、木香。

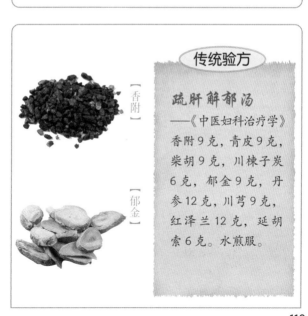

【香附】

【郁金】

传统验方

疏肝解郁汤

——《中医妇科治疗学》

香附9克，青皮9克，柴胡9克，川楝子炭6克，郁金9克，丹参12克，川芎9克，红泽兰12克，延胡索6克。水煎服。

▶ **病因** 生活节奏快、工作压力大，加上失眠、熬夜等，易导致胃火内盛，而致消化不良。

▶ **治疗原则** 生津益胃，滋阴降火。

▶ **生活注意** 少吃热性食物、甜腻食物，增加黄绿色蔬菜与时令水果的摄入，以补充维生素等营养物质，并且适当注意口腔卫生。

▶ **常用中药** 麦冬、沙参、莲子心、川楝子、灯心草。

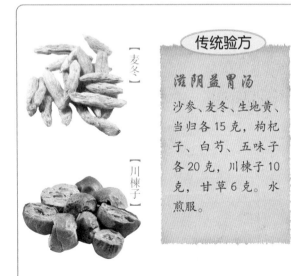

【麦冬】

【川楝子】

传统验方

滋阴益胃汤

沙参、麦冬、生地黄、当归各15克，枸杞子、白芍、五味子各20克，川楝子10克，甘草6克。水煎服。

▶ **病因** 误用下剂，损伤中阳，外邪侵犯，或湿滞日久化热，寒热互结，气失升降。

▶ **治疗原则** 辛开苦降，调中和胃。

▶ **生活注意** 避免食用生冷、油腻食物，适当运动以增强身体抵抗力和肠胃活力。

▶ **常用中药** 藿香、香附、佛手、陈皮、半夏、麦芽、黄连、炙甘草。

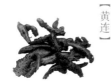

【黄连】

【炙甘草】

传统验方

半夏泻心汤

——《伤寒论》

半夏（洗）9克，黄芩、干姜、人参、甘草（炙）各6克，黄连3克，大枣4枚（擘）。水煎，分2次服。

慢性肠炎

慢性肠炎是消化系统难治性疾病之一，临床以反复发作、缠绵难愈为其特点。依据其临床表现，慢性肠炎属中医"泄泻"范畴。

中医认为，本病病位在肠，与肝、脾、胃等脏腑有关。初起多因情志不畅，肝气郁结，犯及脾胃；或因饮食不节，过食肥甘，或因湿热之体复饮食生冷以致脾胃损伤，导致脾失健运，清浊不分；或因感受暑湿热毒之邪，从而湿热毒邪内蕴，下迫肠道，而导致本病。

辨证分型	辨证要点
脾胃虚弱	大便时溏时泄，稍进油腻之物则大便次数增多，食欲缺乏，时腹痛不适，腹胀肠鸣，伴面色欠华、神疲乏力，舌质淡红、苔薄白，脉濡细
肝脾不和	大便溏软，次数增多，排便不爽或夹黏液便，伴有胸胁胀满或窜痛、纳呆、胸闷、善太息，舌质红、苔薄白，脉细弦
湿热内盛	大便溏软，排出不爽，多夹脓血黏液，肛门灼热，腹胀腹痛，里急后重，伴身重纳呆、口渴不欲饮、身热不扬，舌质红、苔黄腻，脉滑数

▶ **病因** 主要是由于脾气虚弱，清阳不升，运化功能失常所致。

▶ **治疗原则** 益气健脾，渗湿止泻。

▶ **生活注意** 不可暴饮暴食。避免食用生冷、油腻食物，以免加重症状。

▶ **常用中药** 人参、山药、白扁豆、白术、茯苓、砂仁。

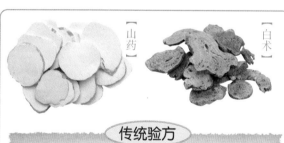

【山药】

【白术】

传统验方

参苓白术散

——《太平惠民和剂局方》

人参、茯苓、白术、山药、甘草（炒）各100克，白扁豆(姜汁浸,去皮,炒)75克，莲子、薏苡仁（炒）、砂仁、桔梗（炒令深黄色）各50克。粉碎成细粉，过筛混匀即得。每日10克，温水冲服。

▶ **病因** 由肝气横逆侵犯中焦而致。

▶ **治疗原则** 疏肝理气，行气导滞。

▶ **生活注意** 保持良好的情绪。饮食有节，保持脾胃运化功能正常。

▶ **常用中药** 白术、白芍、陈皮、苍术、香附、柴胡、乌梅、甘草、大枣。

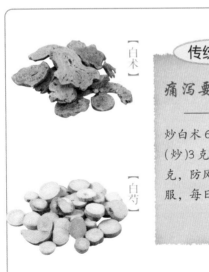

[白术]

[白芍]

传统验方

痛泻要方

——《景岳全书》

炒白术6克，炒白芍(炒)3克，陈皮(炒)5克，防风3克。水煎服，每日1剂。

▶ **病因** 感受暑湿热毒之邪，湿热蕴结大肠而致。

▶ **治疗原则** 清热化湿，调和气血。

▶ **生活注意** 宜食用清热化湿的食物。保持二便通畅，防止湿热积聚。加强运动，达到清热除湿的目的。

▶ **常用中药** 葛根、茯苓、薏苡仁、黄连、黄芩。

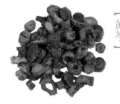

【黄芩】

【黄连】

传统验方

葛根黄芩黄连汤

——《伤寒论》

葛根15克，黄芩、黄连各9克，炙甘草6克，水煎服，每日1剂。

急性肠炎

急性肠炎属中医呕吐、腹痛、泄泻、霍乱、绞肠痧、脱证等范畴。多在进食后数小时突然出现，初期先感到胃脘痞闷、食欲减退、恶心、呕吐，吐后症状可暂时减轻，呕吐内容物多为食物，甚至是胆汁。腹泻每日数次至十余次，呈黄色水样便，夹有未消化食物。腹痛多位于脐周，呈阵发性钝痛或绞痛。其病因有感受时邪、饮食不洁等。

辨证分型	辨证要点
寒湿阻滞	呕吐清水，恶心频繁，腹泻水样便，腹痛肠鸣，并伴有恶寒发热、颈项或全身关节酸痛，苔薄白或白腻，脉濡
食滞胃肠	恶心厌食，得食欲甚，吐后觉减，腹痛，泻下臭秽，急迫不爽，泻后痛减，苔厚腻，脉滑实
胃肠湿热	起病急骤，吐泻并作，脘腹疼痛，吐下急迫或便行不爽，便色黄褐而臭，口渴欲饮，心烦，尿短赤少，苔黄腻，脉濡数或滑数

▶ **病因** 夏秋之交,贪凉露宿,寒湿侵体,郁遏中焦,脾胃气机不畅所致。

▶ **治疗原则** 芳香化湿,散寒和中。

▶ **生活注意** 注意保暖,避免机体受凉,导致肠胃病复发。吃容易消化的食物。

▶ **常用中药** 藿香、白术、厚朴、半夏、白芷。

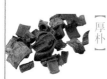

【厚朴】

【半夏】

传统验方

藿香正气散

——《太平惠民和剂局方》

大腹皮、白芷、紫苏子、茯苓(去皮)、半夏曲各9克,白术、陈皮、厚朴(去粗皮,姜汁炙)、桔梗各10克,藿香15克,炙甘草6克。水煎时加生姜3片、大枣1枚,每日1剂。

▶ **病因** 多因饮食不节、暴饮暴食、食积不化所致；或因素体胃气虚弱，稍有饮食不慎，即停滞难化而成。

▶ **治疗原则** 消食化滞，和胃降逆。

▶ **生活注意** 饮食有度，宜食用具有助消化作用的食物，如山楂、萝卜等，忌食油腻、不易消化的食物。适当运动，以促进肠胃蠕动。

▶ **常用中药** 山楂、神曲、莱菔子、陈皮、枳壳、麦芽。

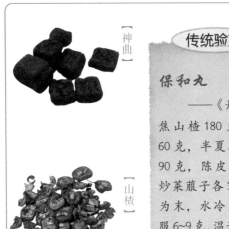

【神曲】

【山楂】

传统验方

保和丸

——《丹溪心法》

焦山楂180克，神曲60克，半夏、茯苓各90克，陈皮、连翘、炒莱菔子各30克。其为末，水冷为丸，每服6~9克，温开水送下。

▶ **病因** 因夏秋季节天热湿重，湿邪与热邪合并入侵人体，或因湿邪久留不除而化热，或因阳热体质而使湿邪从阳化热。

▶ **治疗原则** 清热化湿，理气和胃。

▶ **生活注意** 不宜暴饮暴食、酗酒，少吃肥腻之物、甜品，以保持良好的消化功能，避免水湿内停或湿从外入。

▶ **常用中药** 黄连、黄芩、水牛角、栀子、地榆。

传统验方

葛根芩连汤加减

葛根、金银花、茯苓各15克，黄芩、车前子各10克，黄连、通草、甘草各6克。每日1剂，水煎服。

若湿邪偏重者，可加厚朴15克、薏苡仁30克；夹食滞者加神曲、麦芽、山楂各20克；如在夏季盛暑之时，可酌加藿香、香薷各15克，扁豆花15克，荷叶半张。

细菌性痢疾

　　细菌性痢疾属于中医 "肠澼" "滞下" 等范畴。夏秋多见。本病的病位在肠，与脾、胃、肠、肾等脏腑有关。细菌性痢疾的发病主要是因感受湿热疫毒，多因饮食不洁，病邪随之而入。

辨证分型	辨证要点
湿热痢	腹部疼痛，腹泻，里急后重，下痢赤白、黏冻或脓血，肛门灼热，小溲短赤，可有发热、恶寒、头痛，舌苔黄腻，脉滑数
寒湿痢	下痢赤白黏冻，白多赤少，伴有腹痛拘急，里急后重，头重身困，也可有恶寒微热，身痛无汗，舌苔白腻，脉濡缓
疫毒痢	起病急骤，剧烈腹痛，下痢脓血，壮热口渴，头痛烦躁，呕吐恶心，甚则昏迷惊厥，舌红，苔黄燥，脉滑数
虚寒痢	久痢不愈，痢下稀薄，带有白冻，时发时止，腹部隐痛，喜温喜按，食少神疲，畏寒肢冷，舌淡苔薄白，脉虚或沉细
虚热痢	痢下赤白，脓血稠黏，腹痛隐隐，午后潮热，咽干口燥，舌红苔少，脉细数

▶ **病因** 因湿热疫毒侵袭机体，损伤脾胃，湿热积滞肠中所致。

▶ **治疗原则** 清热导滞，调气行血。

▶ **生活注意** 忌辛辣酒水等刺激性、热性食物；饮食以清淡为主。

▶ **常用中药** 黄连、黄芩、大黄、马齿苋。

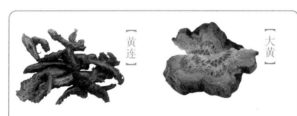

【黄连】

【大黄】

传统验方

芍药汤

——《素问病机气宜保命集》

芍药30克，当归、黄连、黄芩各15克，槟榔、木香、甘草（炒）各6克，大黄9克，肉桂7.5克。上为粗末。每服15克，用水300毫升，煎至150毫升，食后温服。

▶ **病因** 因脾胃阳虚，湿浊内阻所致。

▶ **治疗原则** 温化寒湿，调气行血。

▶ **生活注意** 注意卧床休息，腹部保暖。宜进半流食，忌生冷食物。

▶ **常用中药** 苍术、厚朴、白术、茯苓、佩兰、泽泻。

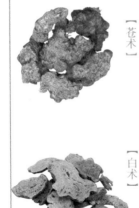

［苍术］

［白术］

传统验方

除湿胃苓汤
——《医宗金鉴》

苍术、白术（土炒）、厚朴、陈皮、泽泻、猪苓、桂枝、滑石、防风、栀子（生研）、木通、茯苓各3克，肉桂、生甘草各1克。水煎服。

▶ **病因** 本病或因患者体质素虚，或因疫毒过盛而致，有较强的传染性。

▶ **治疗原则** 清热解毒，凉血止痢。

▶ **生活注意** 急性发作时要隔离治疗。注意饮食卫生。

▶ **常用中药** 黄连、黄柏、黄芩、栀子、白头翁、马齿苋。

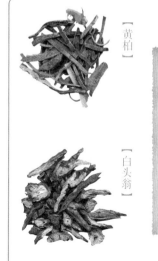

【黄柏】

【白头翁】

传统验方

白头翁汤

——《伤寒论》

白头翁 15 克，黄柏 12 克，黄连 6 克，秦皮 12 克。水煎 2 次，温服。

▶ **病因** 由寒湿痢日久不愈，寒湿损伤中阳；或久患湿热痢而过服寒凉通下之药，中阳受伤；或素体阳虚之人感受寒湿而致。

▶ **治疗原则** 温补脾肾，收涩固脱。

▶ **生活注意** 饮食以清淡、少油少渣、稀软、少纤维为原则。痢下频数者，注意保持臀部清洁。注意腹部保暖。

▶ **常用中药** 干姜、附子、肉豆蔻、山药。

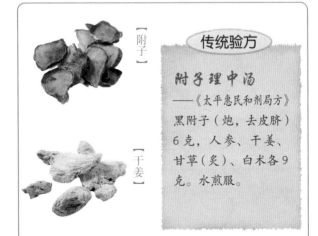

【附子】

【干姜】

传统验方

附子理中汤

——《太平惠民和剂局方》

黑附子（炮，去皮脐）6克，人参、干姜、甘草（炙）、白术各9克。水煎服。

虚热痢

▶ **病因** 久痢不愈，伤及阴血，虚热内生而致。

▶ **治疗原则** 养阴泻热，清肠止痢。

▶ **生活注意** 急性发作期患者禁食多渣、油腻、油炸食物及辛辣、生冷食物。高热期间宜清淡流质、半流质饮食。腹泻较甚者，宜适量补充电解质，腹泻止后，可给予清淡且易于消化的少渣软食。

▶ **常用中药** 黄连、生地黄、天冬、阿胶。

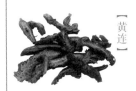

【黄连】

【天冬】

传统验方

驻车丸

——《中国药典》

黄连360克，炮姜120克，当归180克，阿胶180克。以上4味，粉碎成细粉，过筛，混匀，用醋60毫升加适量的水泛丸，干燥即可。一次6~9克，一日3次。

脂肪肝

脂肪肝属中医"积聚""痰浊""瘀血""胁痛"范畴。中医认为，该病病机以气滞血瘀为本，以肝胆湿热为标。肝失疏泄、肝血瘀滞；脾失健运、湿浊不化、痰湿内生；肾虚水不涵木，肝失疏泄，脾失运化，气血瘀滞为瘀为痰，积于肝脏则导致脂肪肝。

此外，过逸少劳，过度肥胖，以致气滞血瘀、湿痰交结、积聚于肝，也是诱发本病的重要因素。

辨证分型	辨证要点
肝胃不和	肝区胀痛，胸闷不舒，倦怠乏力，善太息，恶心纳呆，肝脏肿大或不肿，舌质暗红，苔薄白腻，脉弦细
脾虚湿盛	肝区不适，乏力，纳少，餐后腹胀，或伴胸闷、恶心，大便溏，小便清长，舌质淡、边有齿印，脉濡细
肝胆湿热	肝区胀痛，脘闷食少，口苦口干，或有恶心，大便秘结，小便短赤，舌质红，苔黄腻，脉弦

▶ **病因** 由于情志不舒，肝郁气滞，气滞血瘀，湿痰内停而致。

▶ **治疗原则** 疏肝理气，化痰祛瘀。

▶ **生活注意** 保持良好的情绪，作息规律，少食多餐，多喝热水，不吃辛辣食物，切忌暴饮暴食。

▶ **常用中药** 柴胡、郁金、香附、枳壳、厚朴。

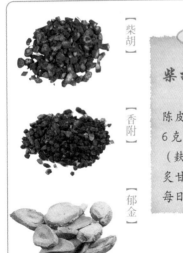

【柴胡】

【香附】

【郁金】

传统验方

柴胡疏肝散

——《医学统旨》

陈皮（醋炒）、柴胡各6克，川芎、香附、枳壳（麸炒）、芍药各5克，炙甘草3克。水煎服，每日1剂。

▶ **病因** 由于长期嗜食甘肥厚味之品，或情志失调，以及某些疾病因素，使脾失健运，湿浊结聚成痰，肝失疏泄，以致痰湿阻于肝脏而成脂肪肝。

▶ **治疗原则** 健脾化湿，调脂复肝。

▶ **生活注意** 忌辛辣、煎炸食物。多饮水。少吃肥腻之物和甜品，以保持良好的消化功能，避免水湿内停或湿从外入。

▶ **常用中药** 茯苓、苍术、泽泻、白扁豆、荷叶。

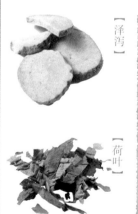

［泽泻］

［荷叶］

传统验方

六君子汤合平胃散加减

木香、党参、茯苓、白术、陈皮、苍术、大枣、泽泻、山楂、白扁豆各10克，胆南星、甘草、砂仁各5克，荷叶15克。水煎服，每日1剂。

▶ **病因** 多由外感湿热之邪，或湿邪内生，郁久化热所致。

▶ **治疗原则** 清热除湿，疏肝利胆。

▶ **生活注意** 少吃辛辣、油腻食物和甜食，少饮咖啡等刺激性饮料，多吃蔬菜、水果，多饮开水。

▶ **常用中药** 黄芩、龙胆、白术、金银花、柴胡、白豆蔻、石菖蒲、赤芍、薏苡仁、茵陈、郁金。

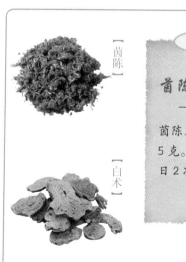

［茵陈］

［白术］

传统验方

茵陈五苓散

——《金匮要略》

茵陈末10克，五苓散5克。两味兑服，每日2次。

胆囊炎

慢性胆囊炎属中医"胁痛""黄疸"范畴。多食肥腻之物、嗜酒成癖者易患胆石症，在此基础上，胆石症未根治，则易致慢性胆囊炎。

慢性胆囊炎的临床表现多不典型，也不明显。患者平时可能经常有右上腹部隐痛、腹胀、嗳气、恶心和厌食油腻食物等消化不良症状，有的病人则感右肩胛下、右季肋或右腰等处隐痛。

慢性胆囊炎多是肝胆气滞及湿热内蕴所致，治疗应以疏肝理气为主，辅以清热化湿。

辨证分型	辨证要点
肝郁气滞	右上腹绞痛阵作，向肩背放射，每因情志之变动而症状加剧，饮食减少，或有口苦、嗳气、恶心、呕吐，舌稍红苔腻，脉弦紧
热结血瘀	胁痛如刺，入夜尤甚，痛引肩背，疼痛部位可触及积块，胸腹胀满，寒热时发，便秘尿黄，舌质紫暗，唇舌有瘀斑，脉弦数
脓毒壅滞	脘腹、胁肋绞痛拒按，痛引肩背，持续不止，胸腹满闷，壮热寒战，汗出，黄疸，便秘，小便黄，舌质红绛，苔黄燥，脉细数

▶ **病因** 由于情志不舒，致肝的疏泄功能异常，疏泄不及而致气机郁滞所致。

▶ **治疗原则** 疏肝利胆，行气止痛。

▶ **生活注意** 每日需保证至少1500毫升的饮水量。禁食辛辣、油煎食物，肥胖者应节食，降低体重。

▶ **常用中药** 柴胡、郁金、枳壳、香附、延胡索。

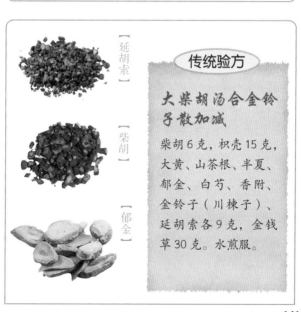

【延胡索】

【柴胡】

【郁金】

传统验方

大柴胡汤合金铃子散加减

柴胡6克，枳壳15克，大黄、山茶根、半夏、郁金、白芍、香附、金铃子（川楝子）、延胡索各9克，金钱草30克。水煎服。

▶ **病因** 多为伤寒误下表病传里，无形邪热壅聚心下而致。

▶ **治疗原则** 活血化瘀，清热攻下。

▶ **生活注意** 饮食要清淡，严格限制动物脂肪的摄入。多食新鲜蔬菜、水果、香菇、木耳，以吸附肠道内的胆汁酸，抑制肠内胆固醇的吸收，减轻炎症。

▶ **常用中药** 桃仁、红花、大黄、金钱草、柴胡、郁金。

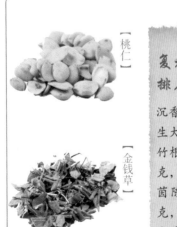

【桃仁】

【金钱草】

传统验方

复元活血汤合
排石汤加减

沉香、桃仁、炮穿山甲、生大黄、山茶根、花斑竹根、柴胡、郁金各9克，枳壳、芒硝各15克，茵陈12克，金钱草30克，甘草、红花各6克。水煎服。

▶ **病因** 湿热日久，脓毒壅滞肝胆，气机受阻所致。

▶ **治疗原则** 清热透脓，化瘀解毒。

▶ **生活注意** 注意劳逸结合，改变不良饮食习惯，防止急性发作。急性发作者，应禁食，病情好转后逐步增加流质、半流质食物及清淡食物。

▶ **常用中药** 黄连、黄柏、大黄、栀子、金银花、金钱草、茵陈。

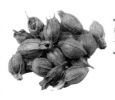

【栀子】

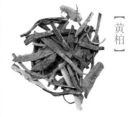

【黄柏】

传统验方

黄连解毒汤合茵陈蒿汤加减

黄连、黄柏、黄芩、栀子、郁金、甘草各10克，茵陈、车前草各15克，金钱草、金银花、黄芪各20克。水煎服。

中醫辨证

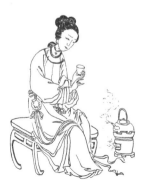

第五章

呼吸顺畅全身清爽
——呼吸系统疾病辨证开方

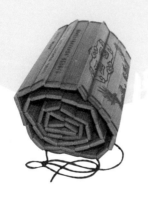

慢性咽喉炎

慢性咽喉炎属中医"喉痹""郁病"范畴，其发生多是由于情志不畅，肝气郁结，或因脾失健运，不能升清降浊，咽失所养所致。

慢性咽喉炎初病大多有气滞、痰湿、湿热等实证，后期因久病由气及血、由实转虚，如日久伤神、阴虚火旺、脾肺气虚等均属虚证。

辨证分型	辨证要点
阴虚火旺	咳嗽痰少，或痰中带血，口燥咽干，或声音嘶哑，腰膝酸软，或见骨蒸潮热，盗汗颧红，舌嫩红，脉沉细数
肝郁气滞	咽喉部不适，咽喉部有黏痰样感和异物感，咳之不出、咽之不下，颈部有紧束感，烦躁易怒，胁肋胀满，脉弦滑
脾虚痰湿	咽部不适、黏痰样感和异物感，咳之不出、咽之不下，嗳气打嗝，食用生冷之物则症状加重，舌苔白腻、舌质淡白，脉沉细见滑

▶ **病因** 外邪入里化热伤阴，或内伤喘嗽，久咳不已，阴液受损，或房事过度、情志不遂、阴液暗伤等均可导致本病。

▶ **治疗原则** 滋阴降火，润肺化痰。

▶ **生活注意** 多吃蔬菜、水果，少吃辛辣、肥腻食物，戒烟酒。避免熬夜，保证充足睡眠。

▶ **常用中药** 生地黄、玄参、麦冬。

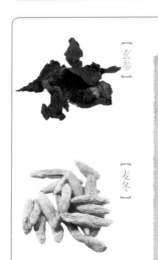

【玄参】

【麦冬】

传统验方

养阴清肺汤

——《重楼玉钥》

生地黄6克，麦冬5克，甘草2克，玄参5克，川贝母（去心）3克，牡丹皮3克，薄荷2克，炒白芍3克。水煎服。

▶ **病因**　由于情志不畅，肝的疏泄功能异常，疏泄不及而致气机郁滞所致。

▶ **治疗原则**　疏肝解郁，化痰理气。

▶ **生活注意**　生活规律，保持良好的情绪，避免精神紧张。忌食甘肥辛辣食物，适当多吃疏肝理气的食物，如莲藕、萝卜、绿豆芽、芹菜、柑橘等。

▶ **常用中药**　柴胡、厚朴、桔梗、半夏、郁金、枳壳、佛手、陈皮。

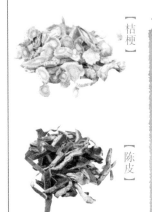

【桔梗】

【陈皮】

传统验方

理气消梅汤

茯苓、麦冬各20克，白术、陈皮、半夏、川厚朴、紫苏子、桔梗、山豆根、射干、广木香、甘草各12克，香附、牛蒡子各10克。水煎服。

▶ **病因** 由于素体脾气虚弱，或饮食不节，使脾失于健运，痰湿内停所致。

▶ **治疗原则** 健脾燥湿，利气化痰。

▶ **生活注意** 忌食生、冷、硬、寒、滋腻的食物，避免刺激性气体及粉尘。注意口腔卫生，坚持早晚及饭后刷牙。

▶ **常用中药** 党参、白术、茯苓、半夏、陈皮、苍术、枳壳、厚朴、紫苏梗、甘草。

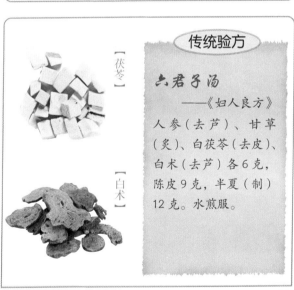

【茯苓】

【白术】

传统验方

六君子汤

——《妇人良方》

人参（去芦）、甘草（炙）、白茯苓（去皮）、白术（去芦）各6克，陈皮9克，半夏（制）12克。水煎服。

急慢性鼻炎

中医认为鼻炎多因脏腑功能失调，再加上外感风寒，邪气侵袭鼻窍而致。此病往往缠绵难愈：一是正虚而邪恋；二是外邪久客，化火灼津而致痰浊阻塞鼻窍。

辨证分型	辨证要点
热毒犯肺	涕黄或黏白量大，间歇或持续鼻塞，嗅觉减退。伴发热恶寒，头痛，胸闷，咳嗽多痰，口干，小便黄少，大便秘结，舌质红，苔微黄，脉浮数
胆腑郁热	鼻涕黄浊黏稠，量多味臭，嗅觉差，头痛较剧。伴发热，口苦咽干，头晕目眩，耳鸣耳聋，夜寐不安，急躁易怒，舌质红，苔黄，脉弦数
脾胃湿热	鼻涕黄浊量多，嗅觉消失。伴头晕重胀，头痛较剧，胃脘胀满嘈杂，食欲缺乏，嗳腐吞酸，小便黄，舌质红，苔黄腻，脉濡或滑数
肺气虚寒	鼻涕白黏，鼻塞或重或轻，嗅觉减退，遇风冷鼻塞流涕加重，伴头昏胀，形寒肢冷，气短乏力，咳嗽痰稀，舌质淡，苔薄白，脉缓弱
脾气虚弱	鼻涕白黏且量多，鼻塞较重，嗅觉减退，伴肢倦乏力，食少腹胀，大便溏薄，面色萎黄，舌质淡，苔薄白，脉缓弱

▶ **病因** 多因感受热邪，邪热入肺所致。

▶ **治疗原则** 祛风清热，辛宣通窍。

▶ **生活注意** 室内要注意通风，多喝水，饮食方面要清淡易消化，并且不要吃生冷的食物，如果气候出现变化，应及时增减衣服，适当参加一些体育活动。

▶ **常用中药** 连翘、薄荷、栀子、白菊花、黄芩、辛夷、白芷。

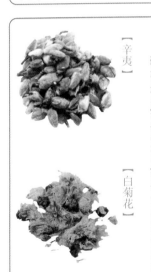

［辛夷］

［白菊花］

传统验方

苍耳散

——《济生方》

辛夷15克，苍耳子6克，白芷30克，薄荷叶1.5克。上为细末，每服6克，用葱、茶水调下。现代常作汤剂水煎服，用量酌减。每日1剂。

▶ **病因** 多因情志不畅，郁而化热，热扰胆腑所致。

▶ **治疗原则** 清泄胆热，利湿通窍。

▶ **生活注意** 调畅情志，饮食方面要清淡易消化。

▶ **常用中药** 藿香、龙胆、栀子、苍耳子、黄连。

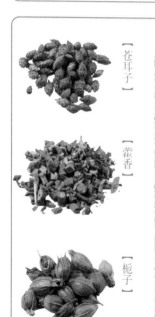

【苍耳子】

【藿香】

【栀子】

传统验方

奇授藿香丸

——《医宗金鉴》

藿香连枝叶240克，研为细末，以猪胆汁和丸，如梧桐子大。每服15克，用苍耳子汤送下，或以黄酒送下。

脾胃湿热

▶ **病因** 多因素体脾胃湿热，或外感寒湿，郁而化热所致。

▶ **治疗原则** 清脾化湿，芳香通窍。

▶ **生活注意** 避免辛辣刺激食物，戒烟酒。急性患者多饮开水，加强营养，多食蔬菜，并要注意保暖。

▶ **常用中药** 黄芩、茯苓、木通、白术、木香。

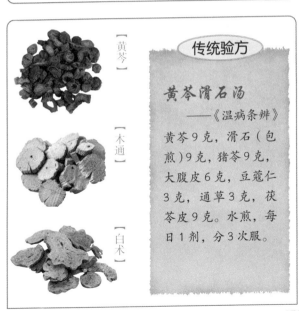

【黄芩】

【木通】

【白术】

传统验方

黄芩滑石汤

——《温病条辨》

黄芩9克，滑石（包煎）9克，猪苓9克，大腹皮6克，豆蔻仁3克，通草3克，茯苓皮9克。水煎，每日1剂，分3次服。

▶ **病因** 多因肺虚卫弱，寒邪侵肺而致。

▶ **治疗原则** 温补肺气，散寒通窍。

▶ **生活注意** 平时注意锻炼身体，增强体质，预防感冒。避免受寒，冬天出门可戴上口罩。避免油烟等刺激。

▶ **常用中药** 荆芥、细辛、防风、白术、甘草。

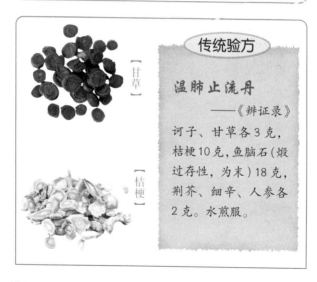

【甘草】

【桔梗】

传统验方

温肺止流丹

——《辨证录》

诃子、甘草各3克，桔梗10克，鱼脑石（煅过存性，为末）18克，荆芥、细辛、人参各2克。水煎服。

▶ **病因** 多因饮食失调、劳逸失度，或久病体虚，使脾运化统摄功能失调所致。

▶ **治疗原则** 健脾益气，清利湿浊。

▶ **生活注意** 保持鼻腔清洁，患急性鼻炎时，应及时除去积留的鼻涕，不可用力擤鼻，以免引起中耳感染。

▶ **常用中药** 人参、黄芪、山药、白术、茯苓、薏苡仁。

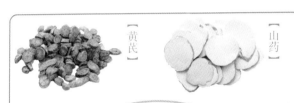

［黄芪］

［山药］

传统验方

参苓白术散加减

——《太平惠民和剂局方》

人参10克，黄芪20克，白术15克，山药30克，白扁豆10克，茯苓15克，薏苡仁15克，砂仁6克，白芷10克，辛夷（包煎）10克。水煎，每日1剂，分3次服。

慢性气管支气管炎

慢性气管支气管炎属中医"咳嗽""痰饮""喘"等范畴。发病季节以冬春多见。

本病病因有内因和外因两方面：外因为感受六淫之邪，侵袭肺系，肺失宣肃；内因则由脏腑功能失调，内邪干肺，或肺本自虚，复感外邪而致肺不主气，肃降无权，气逆而咳。

辨证分型	辨证要点
痰湿蕴肺	咳嗽反复发作，痰多色白，咳痰黏稠，胸闷脘痞，食欲差，腹胀，舌苔白腻，脉弦滑或濡滑
痰热郁肺	咳嗽气急，痰多黏稠色黄，咳痰不爽，口干便秘，舌苔黄或腻，脉滑数
气阴两虚	咳嗽气短，气怯声低，咳声低弱，咳痰稀薄或痰少，烦热口干，咽喉不利，面潮红，舌淡或舌红苔剥，脉细数

▶ **病因** 多因久居寒湿之地，或素体脾虚，蕴湿生痰，结于肺腑所致。

▶ **治疗原则** 健脾燥湿，化痰止咳。

▶ **生活注意** 室温不宜太高，注意保暖，防止受凉。食饮有节，配食健脾利湿类食物，如薏苡仁、赤小豆、山药，忌食糯米等黏甜食物，以及肥厚油腻之物，以防助湿生痰。

▶ **常用中药** 茯苓、薏苡仁、白芥子、山药、甘草、橘红。

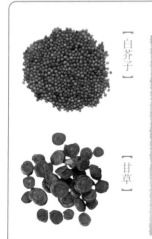

【白芥子】

【甘草】

传统验方

二陈汤合三子养亲汤

制半夏（米汤洗7次）6克，橘红15克，白茯苓、白芥子、紫苏子、莱菔子各9克，甘草（炙）5克。水煎服，煎时加生姜7片，乌梅1粒。

▶ **病因** 多因伤风等迁延不愈、反复咳喘，使肺肾皆惫，复感外邪，引起痰热郁肺，肺气上逆，肾不纳气而致喘急气促。

▶ **治疗原则** 清热肃肺，化痰止咳。

▶ **生活注意** 以清淡流质饮食为主，忌辛辣刺激、油腻食物。

▶ **常用中药** 枇杷叶、罗汉果、杏仁、瓜蒌、陈皮。

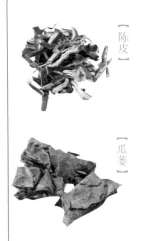

【陈皮】

【瓜蒌】

传统验方

清气化痰丸

——《医方考》

瓜蒌仁（去油）、陈皮（去白）、黄芩（酒炒）、杏仁（去皮尖）、枳实（麸炒）、茯苓各30克，胆南星、制半夏各45克。上药研为末，姜汁为丸，每服6克，温开水送下。

▶ **病因** 由于热病久而伤及气阴，或热盛耗伤津液，元气大伤所致。

▶ **治疗原则** 补肺益气，养阴生津。

▶ **生活注意** 注意防寒保暖，保证居室空气流通新鲜。远离有害气体。

▶ **常用中药** 黄芪、人参、太子参、西洋参、北沙参、黄精、麦冬、生地黄。

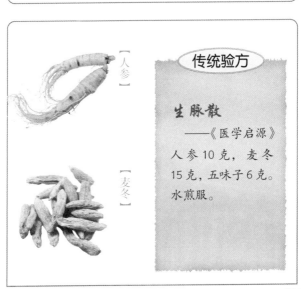

［人参］

［麦冬］

传统验方

生脉散

——《医学启源》

人参10克，麦冬15克，五味子6克。水煎服。

支气管哮喘

支气管哮喘的主要症状是发作性喘息、气急、胸闷、咳嗽等，如果不注意控制或者控制不力，还可能导致死亡。

本病的主要病因是痰饮内伏，平时可不发病，遇某种因素致使痰饮搏击于气道而发病。致病因素比较复杂，外感风寒暑热，肺失肃降；脾失健运，内酿痰湿；咳嗽日久，阴阳失调；情志内伤、疲劳等均是诱发因素。

辨证分型	辨证要点
寒痰伏肺	呼吸急促，喉中哮鸣有声，胸膈满闷如塞，咳不甚，痰少，咳吐不爽，口不渴或渴喜热饮，面色晦滞带青，天冷或受寒易发，形寒怕冷，舌苔白滑，脉弦紧或浮紧
痰热壅肺	气粗息涌，喉中痰鸣如吼，咳呛阵作，咳痰色黄或白，黏浊稠厚，烦闷不安，汗出，面赤，口苦口渴，舌苔黄腻，舌红，脉滑数或弦滑
肺卫虚弱	气短声低，或喉中常有轻度哮鸣音，咳痰清稀色白，面色㿠白，自汗，怕风，易感冒，每因气候变化而诱发，舌苔薄白，舌质淡，脉细弱或虚大

▶ **病因** 外感风寒之邪，邪蕴于肺，壅阻肺气，气不布津，聚湿成痰而致。

▶ **治疗原则** 温肺散寒，化痰平喘。

▶ **生活注意** 做好防寒保暖工作，防止外邪诱发。宜戒烟酒，饮食宜清淡而富营养，忌生冷、肥甘、辛辣之物。

▶ **常用中药** 麻黄、杏仁、甘草、射干、紫菀、半夏、肉桂、干姜。

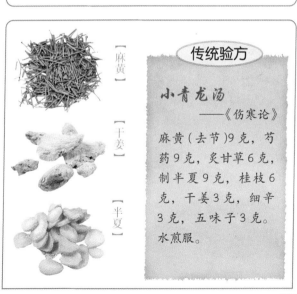

【麻黄】

【干姜】

【半夏】

传统验方

小青龙汤
——《伤寒论》

麻黄（去节）9克，芍药9克，炙甘草6克，制半夏9克，桂枝6克，干姜3克，细辛3克，五味子3克。水煎服。

▶ **病因** 多因外邪犯肺，郁而化热，热伤肺阴，或素有宿痰，内蕴日久化热，痰与热结，壅阻于肺所致。

▶ **治疗原则** 清热宣肺，化痰定喘。

▶ **生活注意** 痰多难咳者，用拍背、雾化吸入等法助痰排出。本病重在预防，注意气候影响，防止外邪诱发；忌烟酒，避免接触刺激性气体、灰尘。

▶ **常用中药** 桑白皮、杏仁、石膏、川贝母、栀子。

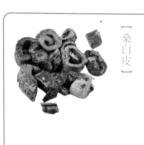

［桑白皮］

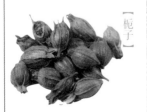

［栀子］

传统验方

定喘汤

白果（去壳，炒黄色，分破）21 枚，麻黄、款冬花、桑白皮（蜜炙）、法半夏各 9 克，紫苏子 6 克，杏仁（去皮、尖）、黄芩（微炒）各 4.5 克，甘草 3 克。水煎服。

▶ **病因** 肺卫不固，外邪侵肺，而致咳喘，久成哮喘。

▶ **治疗原则** 补肺固卫。

▶ **生活注意** 注意气候影响，做好防寒保暖工作，防止外邪诱发。忌烟酒，避免接触刺激性气体、灰尘；注意饮食宜忌，以减少发作的机会。

▶ **常用中药** 防风、黄芪、白术、半夏、沙参、百合、杏仁。

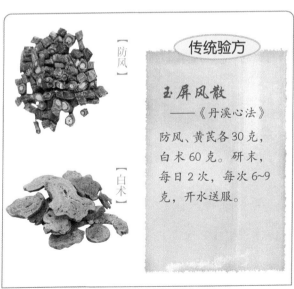

【防风】

【白术】

传统验方

玉屏风散

——《丹溪心法》

防风、黄芪各30克，白术60克。研末，每日2次，每次6~9克，开水送服。

中醫辨证

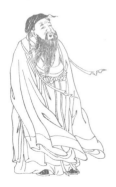

第六章

内养是健康之本
——其他内科疾病辨证开方

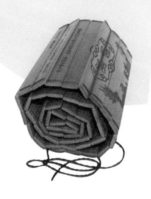

急慢性肾盂肾炎

肾盂肾炎是指肾实质和肾盂的炎症，大多由细菌感染所致，常伴有下泌尿道炎症，临床分急性和慢性两期。主要症状有腰痛、小便淋沥频数、尿急、尿痛等。肾盂肾炎属于中医的"热淋""血淋""劳淋"等范畴。

急性发作阶段，以邪实为主，表现一派实热证候，其病因是由过食辛热肥甘之品、嗜酒太过等，酿成湿热，下注膀胱；或因下阴不洁，秽浊之邪侵入膀胱而成湿热之证；湿热蕴结下焦，则阻滞气化，下窍不利。慢性阶段，以正虚为主，表现为正伤邪恋，为正虚邪实之证。

辨证分型	辨证要点
湿热下注 （急性期）	小便淋沥频数，尿急，尿痛，尿道口有灼热感，排尿不畅，或尿少，腰部疼痛拒按，苔黄腻，脉濡数或滑数
湿热中阻 （急性期）	寒战高热，午后为甚，小溲黄赤，尿时涩痛，口气秽浊，脘腹满闷，饥不欲饮，大便或秘或溏，腰腹疼痛，苔黄腻，脉滑数
脾肾两亏 （慢性期）	小便频数，淋涩不已，反复发作，遇劳尤甚，伴有呕恶纳呆，腹胀便溏，畏寒肢冷、面浮肢肿、腰膝酸软，舌淡苔白或有齿痕，脉沉弱

▶ **病因** 平时喜食辛辣肥甘之物，或喝酒，长久使脾胃损伤，脾胃运化无力，酿成湿热，下注膀胱而致。

▶ **治疗原则** 清热利湿通淋。

▶ **生活注意** 急性期患者要积极治疗，多喝水，以增加排尿量；忌食辛辣、油腻、刺激性食物。适当吃些具有健脾利湿作用的食物，如山药、薏苡仁、赤小豆等。

▶ **常用中药** 茯苓、猪苓、薏苡仁、金钱草、木通。

传统验方

五淋散

——《太平惠民和剂局方》

木通（去节）、滑石、甘草（炙）各90克，栀子（炒）200克，赤芍、茯苓各120克，淡竹叶60克，茵陈（去根）30克。捣罗为末。每服9克，用水150毫升，煎至120毫升，空腹服。

湿热中阻

▶ **病因** 湿热蕴结于中焦脾胃，无法排出体外，下注膀胱所致。

▶ **治疗原则** 清热化湿通淋。

▶ **生活注意** 忌食油腻、热性、辛辣刺激食物,禁烟酒。宜多吃清热利尿类食物，如冬瓜、绿豆芽、芥菜、马兰头等；宜吃清淡、富含水分的食物，如各种蔬菜、水果。

▶ **常用中药** 萆薢、茯苓、黄芩、黄连、黄柏、苦参、龙胆、车前子。

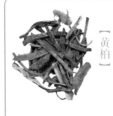

［黄柏］

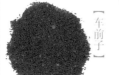

［车前子］

传统验方

三仁汤合导赤承气汤加减
杏仁9克, 竹叶6克, 豆蔻6克, 半夏9克, 厚朴9克, 薏苡仁15克, 滑石30克, 木通3克, 通草6克, 车前子（包煎）15克, 生地黄15克, 黄芩9克, 黄连3克, 黄柏9克, 甘草梢3克。水煎服。

▶ **病因** 多因感受寒湿，或久病耗气损伤脾肾阳气，或久泻不止，损伤脾肾之阳，或其他脏腑亏虚，累及脾肾两脏等引起。

▶ **治疗原则** 健脾益肾，清热利湿。

▶ **生活注意** 宜适当进补，不宜大补。

▶ **常用中药** 人参、黄芪、党参、白术、茯苓、山药、山楂、山茱萸。

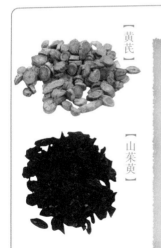

【黄芪】

【山茱萸】

传统验方

益肾健脾汤

——马莲湘方

黄芪12克，甘草4克，党参、炒白术、炒山药、茯苓、石韦、野山楂、丹参、制吴茱萸各9克。水煎服，每日1剂，分2次服，10天为1个疗程。

前列腺炎

前列腺炎，中医称之为"淋证"，属于"白浊""精浊""膏淋"范畴。中医认为该病是由于"下焦湿热""气化失调"所引起。主要表现为小便频数短涩，滴沥刺痛，欲出未尽，小腹、会阴拘急，胀痛不适，头昏无力，腰膝酸软，性欲低下，早泄，阳痿等。

本病初起多实，久则由实转虚，亦可呈现虚实并见的证候。实则清利，虚则补益，这是治疗淋证的基本原则。

辨证分型	辨证要点
湿热下注	小便灼热、刺痛，尿不尽，尿急，尿色黄赤，阴囊潮湿，口干，舌苔黄腻，脉濡数
肝郁气滞	尿频尿急尿痛，夜尿增多，感觉骨盆区、耻骨上或会阴区疼痛或不适，有时射精后疼痛和不适更明显，伴有乏力、善叹息、睡眠质量差，甚至焦虑不安，舌质淡红或稍暗，脉弦
脾肾亏虚	尿浊，沉淀如絮状，或有凝块，尿痛，或有尿血，面色无华，精神萎靡，腰酸腿软，舌质淡白或淡红，脉沉细或细软

湿热下注

▶ **病因**　多食辛热肥甘之品，或嗜酒过度，酿成湿热，下注膀胱，或下阴不洁，湿热秽浊毒邪侵入膀胱，酿成湿热，或肝胆湿热下注而致。

▶ **治疗原则**　清热利湿。

▶ **生活注意**　不吸烟、少饮酒。多吃绿豆、薏苡仁、冬瓜、丝瓜、黄瓜、山药等利湿类食物。

▶ **常用中药**　车前子、龙胆、萹蓄、草薢、滑石、木通、薏苡仁、茯苓、泽泻、黄柏、半枝莲、蒲公英。

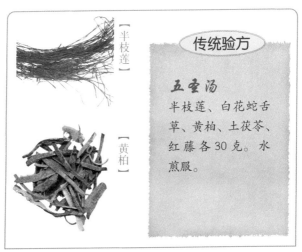

【半枝莲】

【黄柏】

传统验方

五宝汤

半枝莲、白花蛇舌草、黄柏、土茯苓、红藤各30克。水煎服。

▶ **病因** 因郁闷、精神刺激或精神创伤所致。

▶ **治疗原则** 疏肝理气，补脾益肾。

▶ **生活注意** 清淡饮食，宜吃具有理气作用的食物，如萝卜、白菜等，忌吃辛辣等刺激性食物。多喝水。保持良好心态，适当运动，生活要有规律。

▶ **常用中药** 柴胡、香附、郁金、甘草、当归、白芍、枳壳、川芎。

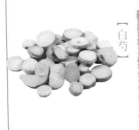

[白芍]

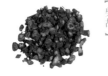

[柴胡]

传统验方

疏肝通淋汤

柴胡 10 克，香附 10 克，栀子 10 克，青皮 10 克，白芍 15 克，桃仁 10 克，川芎 15 克，浙贝母 15 克，党参 15 克，杜仲 10 克，桑寄生 10 克，木瓜 15 克，伸筋草 15 克，薏苡仁 20 克，山药 15 克，生甘草 6 克。水煎服，每日 1 剂。

▶ **病因** 多因感受外邪较重，或久病、久泻损伤脾肾之气，或其他脏腑亏虚，累及脾肾两脏等引起。

▶ **治疗原则** 固肾健脾，化瘀清利。

▶ **生活注意** 不要吃辛辣刺激类食物；注意不要久坐；注意休息，劳逸结合；戒烟；多运动，保持积极乐观的心态，同时清淡饮食等，这些对前列腺炎的恢复都有好处。

▶ **常用中药** 菟丝子、女贞子、党参、黄芪、锁阳、益智、桂枝、山茱萸。

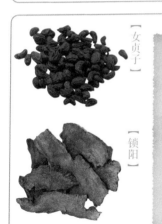

【女贞子】

【锁阳】

传统验方

固肾益气汤

桑螵蛸、熟地黄、墨旱莲、党参、黄芪、枸杞子、女贞子、菟丝子（包煎）各15克，当归、王不留行、锁阳、益智各10克，土茯苓20克。水煎服。

阳痿

阳痿指青壮年男子，由于虚损、惊恐、湿热等原因，致使宗筋失养而弛纵，引起阴茎痿弱不起，临房举而不坚，或坚而不能持久的一种病证。

阳痿的病机有"气大衰而不起不用""热则筋弛纵不收，阳痿不用"，有虚实两个方面。

辨证分型	辨证要点
阴虚火旺	阴茎能勃起，但临事即软，常伴有早泄、五心烦热、心悸汗出、口渴喜饮、精神紧张、腰膝酸软、足跟疼痛、溲黄便干，舌红少苔，脉细数
命门火衰	阳痿，常伴滑精、精清精冷、腰膝酸软无力、腰背发凉、头昏耳鸣、面色㿠白、畏寒肢冷、小便清长、大便溏泻，舌淡胖、苔薄白，脉沉弱
肝郁不疏	阳痿不起或起而不坚，情绪抑郁或烦躁易怒、胸闷不舒、胁肋胀满，苔薄，脉涩或弦
心脾两虚	阳事不举，面色萎黄，不思饮食，夜寐不安、精神不振、心悸怔忡、体倦无力、大便溏薄，舌淡苔少，脉细弱无力
湿热下注	阴茎痿软，阴囊潮湿并有臊臭味，尿有余沥、下肢酸困、口中干黏，小便黄赤，舌苔黄腻，脉滑数

阴虚火旺

▶ **病因** 劳累过度，耗伤心之阴血，导致阴阳失衡，阳气偏亢则为虚火。多见于青壮年，有长期手淫史或纵欲过度者。

▶ **治疗原则** 滋阴降火，补肾益阴。

▶ **生活注意** 切忌睡前吃夜餐，夜餐极易生相火。晚餐宜少食。可适当吃些黑木耳、黑芝麻、小核桃等食物。

▶ **常用中药** 知母、牡丹皮、黄柏、山茱萸。

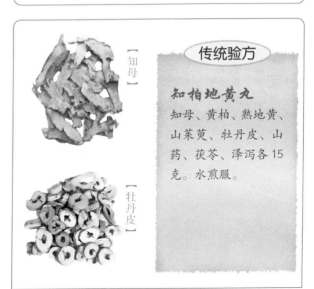

【知母】

【牡丹皮】

传统验方

知柏地黄丸

知母、黄柏、熟地黄、山茱萸、牡丹皮、山药、茯苓、泽泻各15克。水煎服。

▶ **病因** 因禀赋不足或久病伤肾，或年老或房事过度，肾阳衰微，温煦失职，气化无权，致阴寒内盛，性机能及生殖机能明显减退。

▶ **治疗原则** 温肾壮阳，温补命门。

▶ **生活注意** 适当增加营养，注意劳逸结合，适当节制性欲。适当吃些具有补肾温阳作用的食物，如羊肉、胡椒、肉桂等。

▶ **常用中药** 仙茅、淫羊藿、巴戟天、肉苁蓉、锁阳、补骨脂、肉豆蔻、山茱萸、熟地黄、枸杞子。

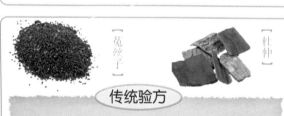

［菟丝子］　［杜仲］

传统验方

右归丸

大熟地黄240克，山药（炒）、枸杞子（微炒）、鹿角胶（炒）、菟丝子（制）、杜仲（姜汁炒）各120克，山茱萸（微炒）、当归各90克，肉桂60~120克，制附子60~180克。共研成末，制成丸，每服15克，日服2次，早、晚空腹各服1次。

▶ **病因** 多由于情绪抑郁所致。

▶ **治疗原则** 疏肝解郁。

▶ **生活注意** 宜食用具有疏肝作用的食物,如萝卜、薄荷、芹菜、芥菜、菠菜、柑橘类水果等。调节情绪,避免肝火上攻。经常散步,适当锻炼,保持服饰宽松,使形体得以舒展,气血不致瘀积。

▶ **常用中药** 柴胡、香附、橘叶、青皮、桃仁、半夏、枳壳。

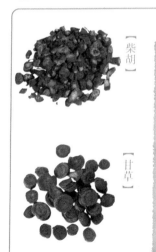

【柴胡】

【甘草】

传统验方

逍遥散

甘草（微炙赤）15 克,当归（去苗,微炒）、茯苓（去皮,白者）、白芍、白术、柴胡（去苗）各 30 克。上为粗末。每服 6 克,用水 300 毫升,加烧生姜 1 块、薄荷少许,同煎至 210 毫升,去渣热服,不拘时候。

▶ **病因** 多由于长期脑力劳动，或思虑伤脾，以致气血两虚，宗筋失养而致。

▶ **治疗原则** 补益心脾，养血益气，安神定志。

▶ **生活注意** 避免精神紧张、思虑过度。可以多吃黑木耳、核桃仁、黑芝麻、黑豆、紫色食物和蔬菜等，增加营养，节制性欲。

▶ **常用中药** 龙眼肉、酸枣仁、远志、黄芪。

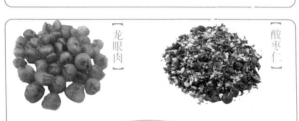

【龙眼肉】

【酸枣仁】

传统验方

归脾丸

——《医学六要》

黄芪、龙眼肉、酸枣仁（炒）、人参各80克，木香15克，甘草（炙）20克。粉碎成细粉，混匀。每100克粉末加炼蜜80克，制成蜜丸，每丸9克，每日3次，每次1丸，温水送服，1个月为1个疗程。

▶ **病因** 多因过食肥甘，伤脾碍胃，生湿蕴热，湿热下注，热则宗筋弛缓，阳事不兴。

▶ **治疗原则** 清利湿热。

▶ **生活注意** 忌辛辣酒水等刺激性、热毒性食物，饮食以清淡为主。

▶ **常用中药** 黄芩、黄连、黄柏、苦参、苍术、龙胆。

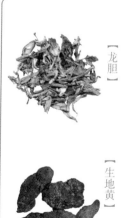

【龙胆】

【生地黄】

传统验方

龙胆泻肝汤

——《医方集解》

生地黄（酒炒）9克，泽泻12克，柴胡6克，黄芩（炒）、栀子（酒炒）、木通、车前子各9克，当归（酒洗）3克，龙胆、生甘草各6克。水煎服。

心律失常

心律失常属于中医的"心悸""怔忡""胸痹""昏厥"范畴。

心律失常的病位主要在心，因心神失养，心神动摇，而悸动不安。但其发病与脾、肾、肺、肝四脏功能失调相关。如脾不生血，心血不足，心神失养则动悸。脾失健运，痰湿内生，扰动心神，心神不安而发病。肾阴不足，不能上制心火，或肾阳亏虚，心阳失于温煦，均可发为心悸。肺气亏虚，不能助心以主治节，心脉运行不畅则心悸不安。肝气郁滞，气滞血瘀，或气郁化火，致使心脉不畅，心神受扰而发病。

辨证分型	辨证要点
心虚胆怯	心悸，善惊易恐，坐卧不安，少寐多梦，舌苔薄白，脉动数或虚弦或促
痰热扰心	心悸而烦，痰多胸闷，食少泛恶，舌苔黄腻，脉滑数或促
心血瘀阻	心悸胸闷，或伴气短乏力，心痛时作，或见情志抑郁，胸胁刺痛，唇甲青紫，舌紫暗或有瘀斑，脉细涩或结代或弦结

▶ **病因** 多因心血不足、心气衰弱所致，与精神因素也有一定关系。可见于贫血、神经官能症等。

▶ **治疗原则** 镇惊定志，养心安神。

▶ **生活注意** 重视原发病的治疗；保持心情愉快，勿激动、紧张，少饮浓茶、咖啡及酒。忌辛辣刺激饮食，以免耗伤心血。

▶ **常用中药** 远志、石菖蒲、合欢皮、酸枣仁、茯神。

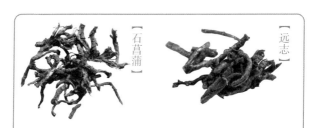

［石菖蒲］

［远志］

传统验方

安神定志丸

——《医学心悟》

远志6克，石菖蒲5克，茯神、茯苓各15克，龙齿25克（先煎），党参9克。水煎服。

▶ **病因** 素蕴痰热，复加郁怒，胃失和降，痰火互结，上扰心神而致。

▶ **治疗原则** 清热化痰，安神定志。

▶ **生活注意** 积极治疗原发病，注意保证充足的休息，忌食油腻食物。另外，还应注意避免情绪过于激动。少饮浓茶、咖啡及酒。

▶ **常用中药** 竹茹、昆布、瓜蒌、荸荠、黄连。

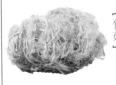

【竹茹】

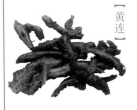

【黄连】

传统验方

黄连温胆汤

——《六因条辨》

黄连、枳实、半夏、橘红、生姜各6克，竹茹12克，甘草3克，茯苓10克，生姜2片。水煎服。

心血瘀阻

▶ **病因** 气虚或气滞，常致心血瘀阻，心神失养。

▶ **治疗原则** 活血化瘀，理气通脉。

▶ **生活注意** 保持心情愉快，勿激动、紧张，少饮浓茶、咖啡及酒。勿过劳、过饱。

▶ **常用中药** 桃仁、红花、香附、延胡索、当归、丹参、赤芍。

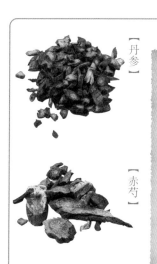

【丹参】

【赤芍】

传统验方

桃仁红花煎
——《陈素庵妇科补解》

红花、当归、桃仁、香附、延胡索、赤芍、川芎、乳香、丹参、青皮、熟地黄各15克。水煎服。

水　肿

　　水肿是指体内水液潴留，泛溢肌肤，引起眼睑、头面、四肢、腹背甚至全身泛肿的病证。严重者还可以伴有胸水、腹水。

　　中医认为，水肿病因有内因和外因两个方面。外因为风寒、风热、风湿、暑气、湿邪等；内因为饮食劳倦、房事过度、气血失和或素体虚弱等，而且二者相合发病。本病的病位在肺、脾、肾三脏，与心有密切关系。基本病机是肺失宣降通调，脾失转输，肾失开合，膀胱气化失常，导致体内水液潴留，泛滥肌肤。

辨证分型	辨证要点
风水相搏（风水泛滥）	浮肿自眼睑开始向全身发展，尤以面部明显，小便短少，多有恶寒发热，无汗，头痛，四肢酸楚，咽喉肿痛，咳嗽气喘，苔薄白，脉浮滑或浮紧
湿困脾阳（水湿浸渍）	全身水肿，腰以上为甚，按之没指，小便短少，身体困重，纳呆呕恶，胸脘胀闷，舌苔白腻，脉濡或沉缓
肾阳虚衰	全身浮肿，腰以下尤甚，日久不愈，腰部冷痛困重，小便减少，形寒肢冷，面色晦滞或㿠白，舌淡体胖，苔白，脉沉细

风水相搏（风水泛滥）

▶ **病因** 外感风邪，肺卫受病，宣降失常，通调失职，以致风遏水阻，风水相搏，泛溢肌肤。

▶ **治疗原则** 疏风清热，宣肺利水。

▶ **生活注意** 注意保暖，避免复感外邪。可食用赤豆汤、冬瓜汤及新鲜水果、蔬菜，以加强利水消肿作用，忌食肥脂油腻类食物。

▶ **常用中药** 麻黄、白术、车前子、茯苓、泽泻、大腹皮、路路通。

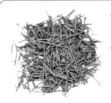

【麻黄】

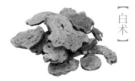

【白术】

传统验方

越婢加术汤

——《金匮要略》

麻黄9克，石膏18克，生姜9克，甘草5克，白术9克，大枣5枚。以水1.2升，先煮麻黄，去上沫，下诸药，煮取600毫升，分3次温服。

湿困脾阳（水湿浸渍）

▶ **病因** 久居湿地，或冒雨涉水，水湿之气内侵；或平素饮食不节，过食生冷，均可使脾为湿困，而失其运化之职，致水湿停聚不行，潴留体内，泛滥肌肤，发为水肿。

▶ **治疗原则** 健脾化湿，通阳利水。

▶ **生活注意** 控制饮食，减少碳水化合物及动物性脂肪的摄入，低盐饮食。

▶ **常用中药** 泽泻、茯苓、猪苓、白术、大腹皮、生姜皮。

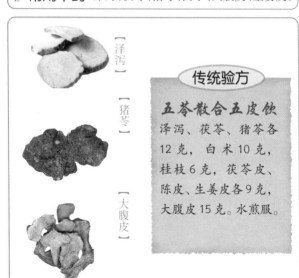

【泽泻】

【猪苓】

【大腹皮】

传统验方

五苓散合五皮饮
泽泻、茯苓、猪苓各12克，白术10克，桂枝6克，茯苓皮、陈皮、生姜各9克，大腹皮15克。水煎服。

▶ **病因** 素体阳虚，或年老肾亏，或久病伤肾，以及房劳过度等因素引起肾阳虚弱，致膀胱气化不利，小便减少，水湿内停而致水肿。

▶ **治疗原则** 温补肾阳，化气行水。

▶ **生活注意** 多食一些具有补益肾阳、温暖脾胃作用的食物，如羊肉、黑米、黑豆、黑芝麻、核桃仁、薤白、冬虫夏草等。

▶ **常用中药** 附子、茯苓、白术、白芍、车前子、牛膝、生姜。

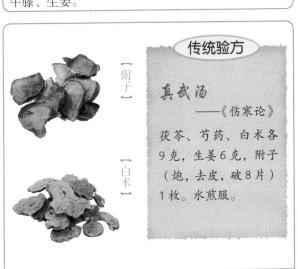

［附子］

［白术］

传统验方

真武汤

——《伤寒论》

茯苓、芍药、白术各9克，生姜6克，附子（炮，去皮，破8片）1枚。水煎服。

甲状腺功能亢进症

甲状腺功能亢进症（简称甲亢），属中医"瘿肿""瘿气""肝火"范畴，即以内伤虚损为基础，复加外邪侵袭，形成气、痰、瘀、火、虚等共同为患的本虚标实之证，是一个多脏腑受病、多病机共存的复杂病理过程。

中医认为，七情不遂，肝气郁结，气郁化火，炼液为痰，痰气交阻于颈前，则发瘿肿。

中医治疗甲亢，主要是通过软坚散结、活血化瘀、疏肝解郁、理气化痰，从而达到消除瘿肿的目的。

辨证分型	辨证要点
肝郁痰结	颈前结块漫肿、质软不痛，或颈胀，胸胁满闷，喜叹息，或恶心便溏，舌苔白腻，脉弦或濡滑
肝火犯胃	瘿肿眼突，目光炯炯，消谷善饥，口干欲饮，大便溏泄，性情急躁易怒，怕热多汗，面红心悸，舌红、苔薄黄，脉弦数
阴虚阳亢	瘿肿眼突，头晕目花，手抖，烦热多汗，口干多饮，纳亢（胃口特别好）消瘦，心悸失眠多梦，舌红或红绛，苔少或薄黄，脉细数

▶ **病因** 多因情志不舒，肝气郁结，痰邪内生结聚于颈前所致。

▶ **治疗原则** 疏肝解郁，化痰清热。

▶ **生活注意** 保持良好的情绪，避免情绪大起大落。不吃油腻、刺激上火食物。不熬夜，保证充足的睡眠。

▶ **常用中药** 香橼、木香、柴胡、陈皮、半夏、昆布。

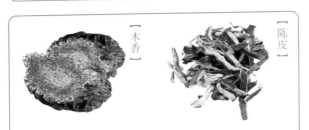

【木香】

【陈皮】

传统验方

四海舒郁丸

——《疡医大全》

青木香15克，陈皮、海蛤粉各9克，海藻、昆布、海螵蛸各60克（都用滚水泡去盐），共研细末。每服9克，酒或水送下，日服3次。

▶ **病因** 多因暴怒伤肝，肝郁化火，火邪及胃，灼伤胃阴。

▶ **治疗原则** 清肝泻胃，散结消瘿。

▶ **生活注意** 保持心情平静，不要心烦着急，要尽力消除不良因素的刺激。保证高蛋白、高热量饮食，慎食油腻及富含碘的食品。

▶ **常用中药** 黄连、知母、龙胆、牡丹皮、黄芩、栀子。

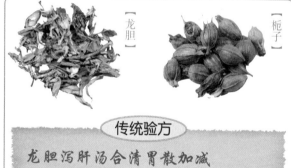

【龙胆】　【栀子】

传统验方

龙胆泻肝汤合清胃散加减

龙胆10克，知母、栀子（酒炒）、黄芩（炒）、升麻、牡丹皮、玉竹、黄连各10克，生地黄20克，生石膏、海藻、生龙骨、生牡蛎各30克，连翘24克，钩藤15克，白蒺藜12克。水煎服。

▶ **病因** 多因火郁伤阴，虚火外浮所致。

▶ **治疗原则** 滋阴降火，宁心息风。

▶ **生活注意** 注意休息，保持心情舒畅，避免劳累。多吃具有滋阴作用的食物，如鸽子肉、枸杞子、麦冬、银耳、鸡蛋等，忌食温燥动火食物，如羊肉、肉桂等。

▶ **常用中药** 知母、牡丹皮、黄柏、黄药子、夏枯草、生地黄、牡蛎。

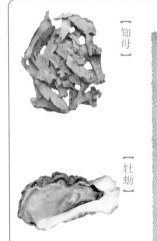

【知母】

【牡蛎】

传统验方

知柏地黄丸合消瘰丸加减

知母、黄柏、山茱萸、夏枯草、黄药子、鳖甲各10克，生地黄、山药、墨旱莲、牡蛎各30克，贝母10克，茯苓20克，玄参15克。水煎服。

中醫辨证

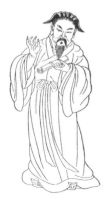

第七章

外养让你虎虎生威
——其他外科疾病辨证开方

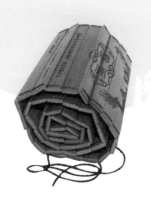

关节炎

关节炎属于中医"痹病"范畴。痹病是以肢体、筋骨、肌肉、关节等处疼痛、酸楚、重着、麻木和关节红肿或屈伸不利为主症的一类疾病。痹即闭阻不通之意，它表明人体肌表经络遭受外邪侵袭后，病邪阻闭气血的正常运行而成疾。

本病初病属实，久病必耗伤正气而虚实夹杂，伴见气血亏虚、肝肾不足的证候。多为慢性久病，病势缠绵，亦可急性起病，病程较短。

辨证分型	辨证要点
风寒湿痹	关节冷痛,疼痛较剧,遇寒加重,肿胀难消,舌淡、苔白，脉弦紧
风湿热痹	关节红肿疼痛,得冷稍舒,或兼身热恶风,舌红、苔黄，脉弦滑数
痰瘀痹络	关节刺痛日久、渐现强直畸形、屈伸不利,并伴皮下结节、形瘦神疲、腰膝酸痛、头晕目花等,舌暗淡、苔薄，脉弦涩

▶ **病因** 风寒湿三气杂至，致使气血闭阻不畅，引起关节、肢体等处出现酸、痛、麻、重及屈伸不利等症状。

▶ **治疗原则** 祛风散寒，除湿通络。

▶ **生活注意** 避免长期居住于潮湿和寒冷的生活环境中，注意保暖。避免饮食生冷。

▶ **常用中药** 制川乌、附子、桂枝、麻黄、细辛、白术、当归、白芍、威灵仙、木瓜。

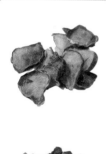

【附子】

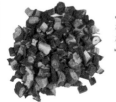

【桂枝】

传统验方

甘草附子汤
　　——《伤寒论》

甘草6克（炙），附子12克（炮，去皮），白术6克，桂枝12克。以水1.2升，煮取600毫升，去滓，温服200毫升，1日3次。初服得微汗则解。

▶ **病因** 风湿热邪壅于经络关节，致使气血郁滞不通，关节红肿疼痛。

▶ **治疗原则** 祛风除湿，清热通络。

▶ **生活注意** 宜多吃清凉食物，忌食温燥伤阴食物，如生姜、大蒜、辣椒、花椒、八角、桂皮、洋葱等。

▶ **常用中药** 水牛角、栀子、黄芩、黄柏、竹叶、苦参、桂枝。

【知母】

【甘草】

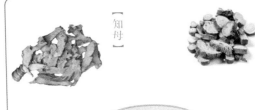

传统验方

白虎加桂枝汤

——《金匮要略》

知母18克，甘草6克，石膏30克，粳米20克，桂枝9克。水煎，每日1剂，分早晚2次温服。

▶ **病因** 多因素体痰湿，或疾病日久，伐脉神伤，久病成瘀而成。

▶ **治疗原则** 滋养肝肾，祛邪通络。

▶ **生活注意** 平素应注意防风、防寒、防潮，避免居暑湿之地，注意保暖；平时应注意生活调摄，加强体育锻炼，增强体质；保持乐观心境，摄入富于营养、易于消化的饮食。

▶ **常用中药** 秦艽、桂枝、防风、羌活、独活、川芎。

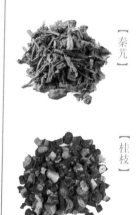

【秦艽】

【桂枝】

传统验方

桂枝汤合玉屏风散加减

桂枝、白术、防风各10克，白芍、黄芪、海风藤各15克，甘草5克，秦艽、独活各12克，生姜3片，大枣4枚。水煎服。

腰肌劳损

腰肌劳损，属中医"腰痛"范畴。本病疼痛之作，有内伤、外感之分，虚、实之别。

内伤之痛，其证多虚，起病缓慢，经久不愈，其痛隐隐而兼见腰膝酸软，劳则加重；外感之痛，其证多实。外感风寒湿邪之痛，冷痛重着，强硬拘急，阴雨天及夜卧则痛重，活动后痛减。

对于本病的治疗，实证以"通"为主，重在祛邪通络；虚证以"补"为主，重在滋补肝肾、强筋壮骨。

辨证分型	辨证要点
肾虚腰痛	腰痛以酸软为主，喜按喜揉，足膝无力，遇劳更甚，卧则减轻。偏阳虚者，则面色苍白，心烦口干，喜暖怕冷，手足不温，脉沉细；偏阴虚者，则心烦失眠，口燥咽干，面色潮红，手足心热，脉弦细数
瘀血腰痛	痛有定处，痛如锥刺，俯仰不利，伴有血尿，日轻夜重
寒湿腰痛	腰背部沉痛，转侧不力，痛处喜按，遇阴雨天或感寒后加重，体倦乏力，舌淡苔薄腻，脉沉紧或迟

▶ **病因**　先天禀赋不足，加之劳累太过，或久病体虚，或年老体衰，或房事不节，以致肾精亏损，无以濡养腰府筋脉而发生腰痛。

▶ **治疗原则**　偏阳虚者，宜温补肾阳；偏阴虚者，宜滋补肾阴。

▶ **生活注意**　避免过度疲劳、睡眠不足、紧张持久的脑力劳动。积极锻炼，增强体质，并且注意休息。

▶ **常用中药**　山茱萸、菟丝子、熟地黄、牛膝。

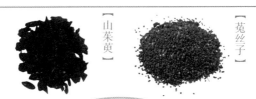

【山茱萸】　【菟丝子】

传统验方

左归丸（偏阴虚者）

大怀熟地黄250克，山药（炒）120克，枸杞子120克，山茱萸120克，川牛膝（酒洗、蒸熟，精滑者不用）90克，菟丝子（制）120克，鹿角胶（敲碎、炒珠）120克，龟甲胶（切碎、炒珠）120克。先将熟地黄蒸烂杵膏，加炼蜜为丸，如梧桐子大。空腹时用滚汤或淡盐汤送下100丸。偏阳虚者，则用右归丸。

▶ **病因** 多为闪挫跌仆、气血瘀滞所致。

▶ **治疗原则** 行气活血，舒筋祛瘀。

▶ **生活注意** 不要弯腰搬重物，不睡软床。可适当食用或服用具有补肾作用的食物和药物。除药物治疗外，可配合膏药、针灸、按摩、理疗等法。

▶ **常用中药** 当归、丹参、白芍、桃仁、红花、续断、杜仲、牛膝、五加皮。

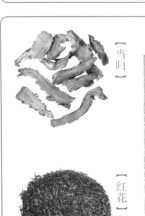

【当归】

【红花】

传统验方

身痛逐瘀汤
——《医林改错》

秦艽3克，川芎6克，桃仁9克，红花9克，甘草6克，羌活3克，没药6克，当归9克，五灵脂6克，香附3克，牛膝9克，地龙6克。水煎服。

▶ **病因** 主要是风寒侵袭腰部引起。

▶ **治疗原则** 散寒除湿，温经通络。

▶ **生活注意** 适当食用一些具有温补作用的食物或中药，如羊肉、牛肉、人参、鹿茸、肉桂等。防止身体遭受寒湿，勿坐卧湿地，勿冒雨涉水。

▶ **常用中药** 鹿茸、肉桂、人参、川芎、防风、防己、独活。

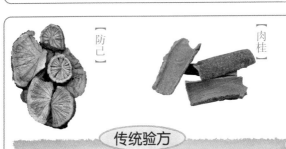

【防己】

【肉桂】

传统验方

川芎肉桂汤

——《兰室秘藏》

酒洗防己、防风各0.9克，炒神曲、独活各1.5克，川芎、柴胡、肉桂、当归梢、炙甘草、苍术各3克，羌活4.5克，桃仁5个（去皮、尖）。用酒500毫升，熬至200毫升，去滓，空腹服。不善饮酒者，可水煎服。

颈椎病

颈椎病又称颈椎综合征，是颈椎骨关节炎、增生性颈椎炎、颈神经根综合征、颈椎间盘突出症的总称，是一种以退行性病理改变为基础的疾患。颈椎病，在中医医籍中无此病名，其临床表现可见于眩晕、痰饮、痹病等病证中。

中医理论认为"肝主筋，肾主骨"，所以颈椎病病位在肝肾、在筋骨。肝肾亏虚、气血不和及痰湿、瘀血是本病的内因；风寒、外伤是本病的外因。

中医治疗颈椎病主要采用补肝益肾、益气活血、祛风通络方法。

辨证分型	辨证要点
肝肾亏虚	颈项疼痛，活动不利，伴头痛、眩晕、耳鸣、视物模糊、腰腿疼痛等，舌质淡红少苔，脉细
痰湿阻络	眩晕，痰多，胸闷，腹胀，心烦欲呕，惊悸怵惕，舌苔白滑或黄腻，脉弦或滑等
风寒束络	眩晕，伴有恶心，甚至呕吐，颈项疼痛，感受风寒之邪即可发病，脉弦紧，舌淡苔白

▶ **病因** 久病体弱，肝血不足，肾精亏损，经脉失去濡养所致。常为年长者。

▶ **治疗原则** 滋补肝肾，益气活血。

▶ **生活注意** 避免食用辛辣、刺激、生冷食物，多吃具有滋补肝肾作用的食物，如黑芝麻、牛肉、海参、核桃仁等。坚持锻炼身体。

▶ **常用中药** 当归、熟地黄、川芎、杜仲、牛膝、枸杞子、丹参。

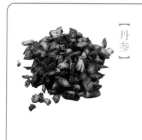

【丹参】

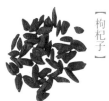

【枸杞子】

传统验方

颈椎方

生地黄 24 克，山药 30 克，枸杞子 12 克，赤芍 15 克，丹参 30 克，当归 12 克，葛根 30 克，鸡血腾 30 克，磁石 30 克，菖蒲 10 克。水煎服。

▶ **病因** 心脾不足，痰涎内生，痰气相搏，上僭阳位，蒙蔽清阳所致。

▶ **治疗原则** 化痰，祛湿，通络。

▶ **生活注意** 首先要养成良好的坐姿，避免长时间低头久坐，注意颈部的保暖，另外枕头的高度要适宜，平时可以练习颈部体操等运动，放松颈部的肌肉。禁忌甜黏、生冷、肥腻饮食。

▶ **常用中药** 茯苓、薏苡仁、石菖蒲、白术、枳壳、半夏等。

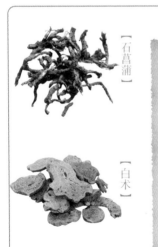

【石菖蒲】

【白术】

传统验方

温胆汤加味
——《备急千金要方》

法半夏、陈皮、茯苓、枳壳、竹茹、白术、天麻各10克，甘草6克，石菖蒲、生龙骨、生牡蛎各15克。水煎服。

风寒束络

▶ **病因** 风寒客于经络，经脉拘挛不舒，气血不畅而致。

▶ **治疗原则** 祛风，散寒，通络。

▶ **生活注意** 注意颈椎部位保暖，避免食用生冷食物。不要久坐，久坐时要经常活动颈部。

▶ **常用中药** 羌活、独活、桂枝、川芎、白芍、葛根。

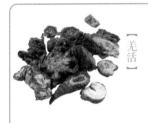

【羌活】

【葛根】

传统验方

桂枝加葛根汤
——《伤寒论》

桂枝 15 克，白芍 20 克，甘草 10 克，葛根 30 克，生姜 3 克，大枣 3 枚。水煎服。

肩周炎

肩周炎属中医"痹病"范畴。中医认为，肩周炎发病与气血不足、外感风寒湿邪及闪挫劳伤有关。年老体虚，肝肾精亏，气血不足则筋失所养，日久则筋骨衰颓，拘急而不用；年老营卫虚弱，久居湿地，风寒湿邪客于血脉筋肉，血行不畅而脉络拘急疼痛；外伤筋骨或劳累过度，筋脉受损，瘀血内阻，脉络不通，不通则痛。

辨证分型	辨证要点
风寒侵袭	肩部疼痛较轻，病程较短，疼痛局限于肩部，多为钝痛或隐痛，或有麻木感，不影响上肢活动，局部发凉，得暖或抚摩则痛减，舌苔白，脉浮或紧
寒湿凝滞	肩部及周围筋肉疼痛剧烈或向远端放射，昼轻夜甚，病程较长，因病而不能举肩，肩部感寒冷、麻木、沉重、畏寒，得暖稍减，舌淡胖，苔白腻，脉弦滑
瘀血阻络	外伤后或久病肩痛，痛有定处，局部疼痛剧烈，呈针刺样，拒按，活动受限，或局部肿胀，皮色紫暗，舌质紫暗，脉弦涩

▶ **病因** 多为风寒入络，以致气血瘀滞、经络不畅，从而产生疼痛。

▶ **治疗原则** 祛风散寒，通络止痛。

▶ **生活注意** 注意保暖，防止身体尤其是肩部受凉。适当运动。

▶ **常用中药** 羌活、独活、防风、防己、秦艽。

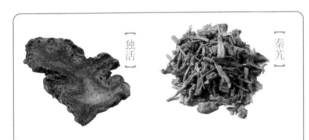

【独活】

【秦艽】

传统验方

祛风宣痹汤

海风藤 15 克，羌活、独活、桂枝、秦艽、桑枝、当归、川芎、木香、乳香各 10 克，甘草 6 克。水煎服。

▶ **病因** 寒湿侵袭，阻滞经络，不通则痛。

▶ **治疗原则** 散寒除湿，化瘀通络。

▶ **生活注意** 适当体育锻炼，增强体质。适当服用一些补阳驱寒药物。避免食用寒性食物。注意肩部保暖。

▶ **常用中药** 麻黄、苍术、羌活、肉桂、胡椒。

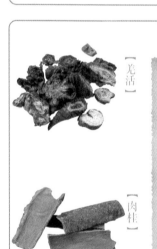

［羌活］

［肉桂］

传统验方

五积散
——《太平惠民和剂局方》

麻黄、川厚朴、苍术、当归、姜半夏、羌活、白芷、茯苓、芍药、川芎、枳壳各10克，肉桂3克，陈皮5克，干姜3克，桔梗5克，炙甘草3克。水煎服。

▶ **病因** 多是由于外伤或久病，使经络阻滞、血脉不通所致。

▶ **治疗原则** 活血化瘀，通络止痛。

▶ **生活注意** 适当食用具有活血作用的食物，不宜食用过于油腻的食物。适当锻炼，以助于经络畅通。

▶ **常用中药** 当归、丹参、三七、没药、乳香。

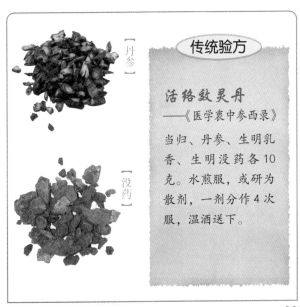

【丹参】

【没药】

传统验方

活络效灵丹

——《医学衷中参西录》

当归、丹参、生明乳香、生明没药各 10 克。水煎服，或研为散剂，一剂分作 4 次服，温酒送下。

中醫辨证

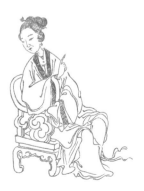

第八章

健康女人最美
——女性常见疾病辨证开方

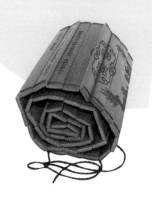

月经不调

月经不调是妇科常见病，表现为月经周期或出血量的异常，可伴月经前、经期腹痛及全身症状。月经不调包括月经先期、月经后期、月经先后无定期，以及月经过多和月经过少。凡外感六淫、内伤七情，以及房事不节、饮食劳倦，或受其他疾病的影响，均可引起月经不调。

辨证分型	辨证要点
气血两虚	月经周期多延后，经量少、色淡、质稀，头晕眼花，神疲肢倦，面色萎黄，纳少便溏，舌质淡红，脉细弱
气滞血瘀	月经先后无定期，经色紫红、有血块，或伴小腹疼痛拒按，或有胸胁、乳房、少腹胀痛，舌质紫暗或有瘀点，苔薄白或薄黄，脉弦或涩
肝郁气滞	月经先后无定期，经色紫红、夹血块，胸胁、乳房、少腹胀痛，时叹息，嗳气食少，舌质淡红、苔薄白，脉弦

气血两虚

▶ **病因** 因气血虚衰或气血失和，而使经血不能调达所致。

▶ **治疗原则** 气血双补。

▶ **生活注意** 保持良好的作息习惯，避免熬夜。少吃辛辣、刺激食物。积极参加户外运动，放松心情。

▶ **常用中药** 人参、党参、大枣、当归、熟地黄、川芎。

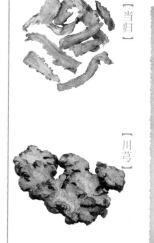

【当归】

【川芎】

传统验方

八珍汤

——《正体类要》

当归（酒拌)10克，川芎5克，白芍8克，熟地黄（酒拌)15克，人参3克，白术(炒)10克，茯苓8克，炙甘草5克，生姜3片，大枣2枚。水煎，食前温服。

▶ **病因** 由于久病入络,或由于湿热之邪阻滞经脉,气血瘀阻所致。

▶ **治疗原则** 活血化瘀,理气止痛。

▶ **生活注意** 忌生冷辛辣饮食,注意均衡营养,规律休息,适量运动,保持心情愉快。

▶ **常用中药** 当归、赤芍、红花、桃仁、益母草。

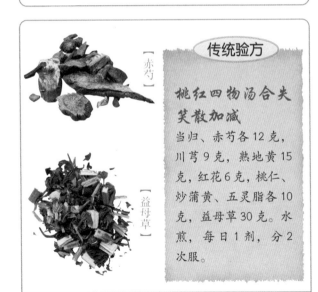

【赤芍】

【益母草】

传统验方

桃红四物汤合失笑散加减

当归、赤芍各12克,川芎9克,熟地黄15克,红花6克,桃仁、炒蒲黄、五灵脂各10克,益母草30克。水煎,每日1剂,分2次服。

▶ **病因** 多由情志不舒，或外邪侵袭引起肝气久郁不解所致。

▶ **治疗原则** 疏肝理气调经。

▶ **生活注意** 避免精神刺激，保持心情愉快，规律休息，适量运动。

▶ **常用中药** 柴胡、郁金、玫瑰花、香附、白术。

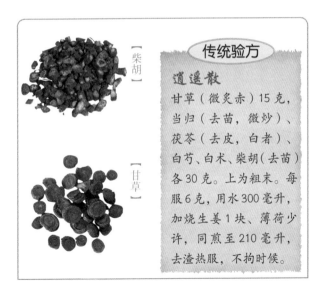

【柴胡】

【甘草】

传统验方

逍遥散

甘草（微炙赤）15克，当归（去苗，微炒）、茯苓（去皮，白者）、白芍、白术、柴胡（去苗）各30克。上为粗末。每服6克，用水300毫升，加烧生姜1块、薄荷少许，同煎至210毫升，去渣热服，不拘时候。

痛经

在一般情况下，月经期小腹会有轻度的坠胀感，这是正常的。如果疼痛严重，甚至影响日常生活和工作，就属于病理状态了，医学上称之为痛经。

痛经属于中医"经行腹痛"的范畴。中医认为，妇女在经期及月经前后，由于血海由充盈渐转为泄溢，气血变化较大且急骤，这时情绪波动、起居不慎或外邪乘虚而入，均易导致冲任失调、瘀血阻滞，或寒凝经脉、气血不和，胞宫经血受阻，以致不通则痛，或致冲任胞宫失于濡养而不荣则痛。

辨证分型	辨证要点
气滞血瘀	小腹胀痛拒按，经少、色紫暗夹有血块，血块排出后痛减，胸胁、乳房胀痛，舌质紫暗，舌边有瘀斑或瘀点，脉弦涩
寒湿凝滞	小腹冷痛，得热痛减，经少、色暗有块，畏寒便溏，舌苔白腻，脉沉紧
气血虚弱	小腹隐隐作痛，或小腹、阴部下坠，喜按揉，经量少、色淡质稀，神疲乏力，面色少华，食少便溏，舌质淡，脉沉弱

▶ **病因** 由于情志不畅，又得不到释放，引起肝郁气滞，气滞血瘀，或经期产后，余血内留，瘀滞冲任，血行不畅，经前经时气血下注冲任，胞脉气血更滞，故可见痛经。

▶ **治疗原则** 疏肝理气，化瘀止痛。

▶ **生活注意** 保持良好的情绪。注意保暖，适量运动，可促进气血的运行。

▶ **常用中药** 益母草、当归、赤芍、桃仁、红花、延胡索、香附、牡丹皮。

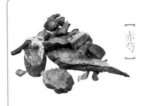

［赤芍］

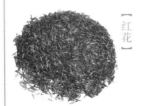

［红花］

传统验方

膈下逐瘀汤

当归、赤芍、刘寄奴、牛膝各15克，川芎、桃仁、红花、延胡索、五灵脂、乌药、香附各12克，枳壳、牡丹皮各9克，甘草6克。水煎服。

▶ **病因** 寒湿内客胞宫，气血受阻而引起痛经。

▶ **治疗原则** 温经通络，散寒利湿。

▶ **生活注意** 平时注意保暖，避免受凉，尤其是经期及前后。不宜食用生冷食物，可服用生姜大枣汤、当归红糖茶等散寒暖宫，缓解疼痛。

▶ **常用中药** 肉桂、小茴香、干姜、延胡索、乌药。

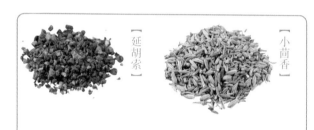

【延胡索】

【小茴香】

传统验方

少腹逐瘀汤

——《医林改错》

小茴香（炒）7粒，干姜（炒）3克，延胡索3克，没药（研）6克，当归9克，川芎3克，肉桂3克，赤芍6克，蒲黄9克，五灵脂（炒）6克。水煎服。

▶ **病因** 多因脾胃素弱，化源不足，或大病久病，气血虚弱，精血不足，冲任失养所致。

▶ **治疗原则** 益气补血止痛。

▶ **生活注意** 注意要调理脾胃，饮食要讲究七分饱，饮食过量会加重脾胃负担，同时要少吃冷饮。

▶ **常用中药** 黄芪、人参、熟地黄、当归、鸡血藤、白芍。

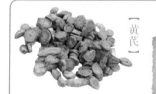

［黄芪］

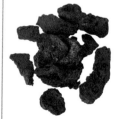

［熟地黄］

传统验方

圣愈汤加减
——《兰室秘藏》

人参（先煎）、当归、熟地黄、鸡血藤各15克，黄芪30克，川芎、香附、延胡索、炙甘草各9克，白芍18克，红花12克。水煎服。

更年期综合征

更年期综合征是以自主神经功能紊乱、情感障碍为主要表现的一系列生理和心理症状。女性通常发生在 50 岁左右，男性在 60 岁左右。

中医认为，本病多由于年老体衰，肾气虚弱或受产育、精神等因素的影响，使阴阳失去平衡，引起心、肝、脾、肾等脏腑功能紊乱所致。而肝肾阴虚，阳失潜藏，亢逆于上，是本病的主要病机。

辨证分型	辨证要点
肝肾阴虚	头晕耳鸣，心烦易怒，烘热汗出，兼有心悸少寐，健忘、腰膝酸软、经期紊乱，经量或多或少或淋漓不断、色鲜红，舌红苔少，脉弦细数
心肾不交	心悸，怔忡，虚烦不寐，健忘多梦，易惊，潮热盗汗，腰酸腿软，小便短赤，舌红苔少，脉细数而弱
肝气郁结	情志抑郁，胁痛，乳房胀痛，口干口苦，喜叹息，经期紊乱，经行不畅，小腹胀痛，尿短色赤，大便干结，舌质红或青紫或有瘀斑、苔黄腻，脉弦或涩

▶ **病因** 素体阴虚或失血耗液，房劳多产，致肾气虚衰，精血不足，肾精无力化血，肝血来源不足，水不涵木而致。

▶ **治疗原则** 滋补肝肾，育阴潜阳。

▶ **生活注意** 忌辛辣刺激食物，休息好，保持心情舒畅。

▶ **常用中药** 女贞子、枸杞子、菟丝子、何首乌、山药、熟地黄、当归、白芍、南沙参、酸枣仁、山茱萸。

传统验方

六味地黄丸

——《中国药典》

熟地黄120克，山茱萸（制）60克，牡丹皮45克，山药60克，茯苓45克，泽泻45克。

以上六味，粉碎成细粉，过筛，混匀。每100克粉末加炼蜜35～50克与适量的水，泛丸，干燥，制成水蜜丸；或加炼蜜80～110克制成小蜜丸或大蜜丸，即得。口服，水蜜丸一次6克，小蜜丸一次9克，大蜜丸一次1丸，一日2次。

▶ **病因** 由于肝肾亏虚，肾水不足，不能上济于心，心火过旺不能下降于肾，出现心肾不交，神失所养而致。

▶ **治疗原则** 滋阴降火，交通心肾。

▶ **生活注意** 保持良好作息习惯，避免熬夜。少吃辛辣或刺激性食物。积极参加户外运动，放松心情。

▶ **常用中药** 酸枣仁、柏子仁、人参、麦冬、远志。

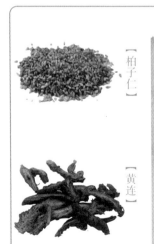

【柏子仁】

【黄连】

传统验方

交泰丸
——《韩氏医通》

生黄连1.5克，肉桂15克。上二味研细，白蜜为丸。每服1.5~2.5克，空腹时用淡盐汤服下。用于交通心肾，清火安神。

▶ **病因** 主要是由于情志不舒，导致肝气郁结或气机不调，气滞血瘀。

▶ **治疗原则** 疏肝理气。

▶ **生活注意** 注意调节自己的心情，使心态平和。饮食清淡，避免刺激性食物。可按摩期门穴、太冲穴、三阴交穴，以疏肝解郁。

▶ **常用中药** 柴胡、郁金、陈皮、佛手、香附。

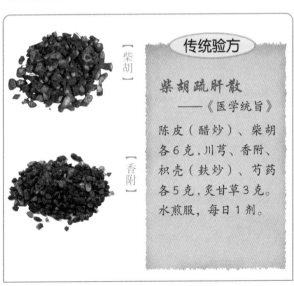

【柴胡】

【香附】

传统验方

柴胡疏肝散
——《医学统旨》

陈皮（醋炒）、柴胡各6克，川芎、香附、枳壳（麸炒）、芍药各5克，炙甘草3克。水煎服，每日1剂。

乳腺增生

冲任失调

▶ **主要症状** 一侧或两侧乳腺出现肿块和疼痛，常伴有月经不调，前后不定期，经量减少，怕冷，腰膝酸软，神疲乏力，耳鸣，舌质淡胖，苔薄白，脉濡细。

▶ **治疗原则** 调摄冲任。

▶ **生活注意** 坚持汤药调理，并进行适当的经络按摩，以使冲任二脉畅通。

▶ **常用中药** 当归、枸杞子、阿胶、补骨脂、女贞子。

传统验方

补益冲任汤
——《国医大师何任经验良方赏析》

小茴香3克，炒当归、枸杞子、墨旱莲、肉苁蓉、沙苑子各9克，鹿角霜6克，党参、炙龟甲、淡竹茹各15克，阿胶珠10克，紫石英、女贞子、补骨脂各12克。水煎服，每日1剂。

▶ **主要症状** 一侧或两侧乳腺出现肿块和疼痛，肿块和疼痛与月经周期有关，一般在经前加重，行经后减轻，伴有情志不舒，心烦易怒，胸闷嗳气，胸胁胀满，舌质淡，苔薄白，脉细弦。

▶ **治疗原则** 疏肝解郁，化痰散结。

▶ **生活注意** 保持心情舒畅，忌食辛辣、油炸食物，多食青菜水果，劳逸结合，作息规律，经期注意保暖。

▶ **常用中药** 牡丹皮、栀子、当归、赤芍、川芎、艾叶、香附、柴胡、郁金、薄荷、白术、红花、延胡索。

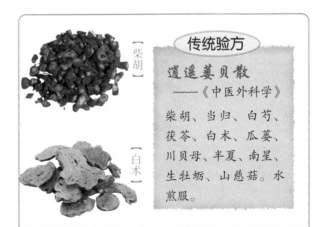

【柴胡】

【白术】

传统验方

逍遥蒌贝散
——《中医外科学》

柴胡、当归、白芍、茯苓、白术、瓜蒌、川贝母、半夏、南星、生牡蛎、山慈菇。水煎服。